ESSAI MÉDICO-PHILOSOPHIQUE

SUR LES FORMES, LES CAUSES,
LES SIGNES, LES CONSÉQUENCES ET LE TRAITEMENT

DE

L'ONANISME

CHEZ LA FEMME

Par le docteur POUILLET

DEUXIÈME ÉDITION
Considérablement augmentée

PARIS
V. ADRIEN DELAHAYE ET Cie, LIBRAIRES-ÉDITEURS
PLACE DE L'ÉCOLE-DE-MÉDECINE

1877

DE L'ONANISME

CHEZ LA FEMME

OUVRAGES DU MÊME AUTEUR.

De la Blennorrhée chez l'homme. Essai critique sur ses divers modes de traitement. Paris, 1875.

La Spermatorrhée. V. Adrien Delahaye et Cie. Paris, 1877.

PARIS. — IMPRIMERIE DE E. MARTINET, RUE MIGNON. 2

ESSAI MÉDICO-PHILOSOPHIQUE

SUR LES FORMES, LES CAUSES,
LES SIGNES, LES CONSÉQUENCES ET LE TRAITEMENT

DE

L'ONANISME

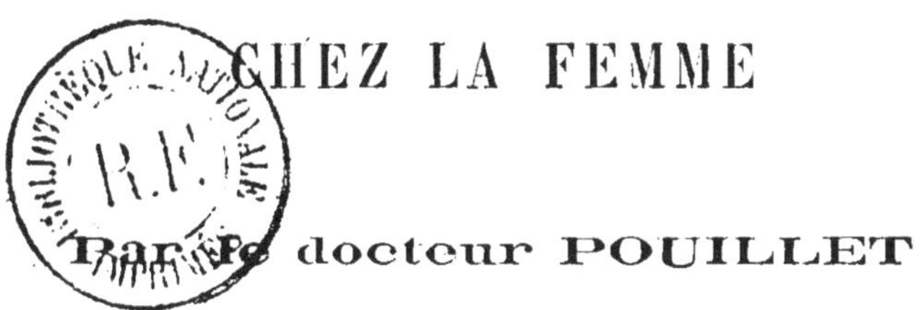

CHEZ LA FEMME

Par le docteur POUILLET

DEUXIÈME ÉDITION
Considérablement augmentée

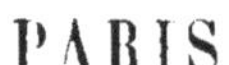

PARIS
V. ADRIEN DELAHAYE ET Cie, LIBRAIRES-ÉDITEURS
PLACE DE L'ÉCOLE-DE-MÉDECINE
1877

PRÉFACE

DE LA DEUXIÈME ÉDITION

Il est des vices dont beaucoup de gens savent l'existence, sans se douter que ce sont des vices ; il est des vices qui courent la rue, qu'un grand nombre de médecins, sinon tous, connaissent, dont ils entendent causer et causent à chaque instant, qu'ils rencontrent fréquemment, comme causes de maladie, dans leur clientèle, quand ils veulent se donner la peine d'observer un peu et d'aller au fond des choses; et cependant il est assez rare de voir paraître des notes ou des mémoires qui les concernent et les décrivent.

Les vices génitaux sont dans ce cas.

Il semble qu'une entente générale relie entre eux tous les praticiens, pour les empêcher d'émettre au grand jour de la publicité ce qu'ils ont appris sur ces matières. On a écrit beaucoup trop sur toutes choses et pas assez là-dessus.

Nous parlons des modernes et des contemporains, car les anciens, qui dans leur langage n'hésitaient point à donner la note juste, à employer le mot vrai et cru, ne se sont pas fait faute de flageller de lanières sanglantes les cynèdes, les pédérastes, les tribades et les sodomites. Tous les satiriques latins ont donné cours à leur verve mordante en décrivant les mœurs, dépravées à l'extrême, d'une époque de décadence, où la jouissance physique sous toutes ses formes, naturelles ou bestiales, était le but suprême d'une société blasée, qui paraît avoir été sous l'influence dominante d'une sorte de constitution érotique.

On admire le courage de ces écrivains, mais on ne les imite pas; et pourtant qui oserait dire, s'il est franc et impartial, que la période que nous traversons, n'est pas l'analogue de celle dont nous parlions plus haut et qui vit naître les vers immortels de Martial, de Plaute, de Juvénal et de Térence?

Les temps héroïques sont loin de nous; avec le progrès et la civilisation, on dirait qu'un besoin irrésistible de volupté nous torture, qu'un désir insatiable d'amour nous tord sous sa puissante étreinte.

Tout moyen est bon qui fournit le résultat voulu, a dit Machiavel avec le cynisme de celui qui connaît bien les hommes: son terrible aphorisme a trouvé son application génitale, et à cette heure hommes, femmes et jeunes gens des deux sexes le mettent à profit au détriment de leur intelligence, au détriment de leur santé, au détriment de leur pays, au détriment de la race humaine.

Arrière les pseudo-philosophes, qui voient tout à travers une nuée rose, et pour qui tout est pour le mieux dans le meilleur des mondes! Arrière les penseurs à idées étroites et mesquines qui craignent d'effaroucher les oreilles des assassins en leur parlant de meurtre, et les oreilles des voleurs en leur parlant de vol! Laissons croupir ces sophistes dans leur abrutisement et leur nihilisme.

Si les moralistes oublient leur devoir, ou si, possédés par une délicatesse virginale, ils ont peur de montrer sa turpitude à la société actuelle ; si les satiriques font défaut ou n'osent appeler les choses par leurs noms, de crainte d'être taxés d'immoralité ou d'être, eux les chastes, montrés au doigt par les impurs, que les médecins lèvent alors le drapeau d'alarme et jettent à la foule des vicieux le *Manè*, *thécel*, *pharès* qui, peut-être, ramènera dans la bonne voie quelques tristes égarés.

L'âme n'est pas du ressort de la médecine, il est vrai, mais le corps et l'intelligence nous appartiennent; or les vices génitaux s'attaquent à la santé corporelle et à la santé intellectuelle, et notre conscience nous ordonne d'y veiller. Sans s'occuper du verdict d'acquittement ou de culpabilité de l'opinion publique, à la suite de Bœrner (1) et de Tissot (2) sont venus quelques auteurs parmi lesquels nous citerons au hasard Coffin-Rosny (3), A. Schwartz (4), Doussin Dubreuil (5), Deslandes (6), J. Rosembaum (7), Mayer (8), Belliol (9), Tardieu (10), W. Acton (11), Bergeret (12), qui nous ont dévoilé les crimes de lèse-nature et nous en ont montré les conséquences. Avec les pierres qu'on leur a lancées pour les lapider — et elles sont nombreuses

(1) Onania. *Praktisches Werk von der Onanie.* Leipzig, 1780.

(2) *L'onanisme.* Dissertation sur les maladies produites par la masturbation. Nouv. édit. Paris, 1820.

(3) *De la nature outragée,* etc. Nouveau traité d'onanisme, etc. Paris, 1813.

(4) *Dissertation sur les dangers de l'onanisme.* Thèse. Strasbourg, 1815.

(5) *Lettres sur les dangers de l'onanisme.* Paris, 1825.

(6) *De l'onanisme et autres abus vénériens,* etc. Paris, 1835.

(7) *Die Onanie.* Leipzig, 1845.

(8) *Des rapports conjugaux sous le triple point de vue de la population, de la santé,* etc. Paris, 1854.

(9) *Conseils aux hommes affaiblis. De l'impuissance prématurée.* Paris, 1859.

(10) *Étude médico-légale sur les attentats aux mœurs.* 6e éd. Paris, 1873.

(11) *Fonctions et désordres des organes de la génération,* etc. Paris, 1863.

(12) *Des fraudes dans l'accomplissement des fonctions génératrices.* Paris, 1868.

— élevons-leur un arc de triomphe, pour les services qu'ils ont rendus à l'humanité.

. . . .

Jusqu'ici personne n'avait envisagé l'onanisme ailleurs que chez l'homme, à peine si par hasard on rencontre dans les auteurs quelques observations qui aient trait à la femme. Pourquoi ce silence ? La femme serait-elle moins sujette à la passion manuelle que l'homme ?

C'était là une lacune à combler et un problème à résoudre. Nous tentâmes de le faire sans idée préconçue et sans parti pris. Le résultat de nos recherches fut que la femme, plus que l'homme, est vouée à la manuélisation, à laquelle la poussent des causes étrangères à l'autre sexe, et cela avec d'autant plus de puissance que son organisation nerveuse plus faible n'a pas la force nécessaire pour y résister. Ardues et peu faciles ont été nos investigations, on le comprend aisément, mais le public médical nous a récompensé de nos peines et de nos ennuis extra-médicaux. En effet, la première édition de notre brochure, publiée il y a trois mois, est épuisée, et la rapidité avec laquelle elle disparut nous engage à revoir ce travail, à l'augmenter et à le présenter pour la seconde fois à nos confrères, que nous remercions publiquement et sincèrement du bon accueil qu'ils ont bien voulu faire à notre œuvre.

Dr POUILLET.

Septembre 1876.

INTRODUCTION

> Si ce que j'ai écrit scandalise quelque personne impudique, qu'elle accuse plutôt sa turpitude que les paroles dont j'ai été obligé de me servir pour exprimer ma pensée.............................
>
> J'espère que le lecteur pudique et sage me pardonnera aisément les expressions que j'ai été obligé d'employer.
>
> (Saint Augustin.)

Tout acte s'attaquant à la santé générale ou individuelle, qu'il se fasse dans l'ombre ou au grand jour, insciemment ou sciemment, doit être dévoilé, flétri et empêché. Son auteur, s'il ignore sa faute, a droit à la compassion et aux conseils des gens éclairés ; s'il connaît la portée et comprend les conséquences de la sa mauvaise action, on doit le démasquer et le mettre, malgré lui, dans l'impossibilité de se nuire ou de nuire aux autres.

De tous les vices et de toutes les turpitudes, que l'on pourrait justement nommer crimes de lèse-nature, qui rongent l'humanité, la menacent dans sa vitalité physique et tendent à détruire son essence intellectuelle et morale, l'un des plus grands et des plus répandus est, — personne ne le niera, — la masturbation.

On la rencontre dans les deux sexes, à tous les âges de la vie, en tous les lieux et dans toutes les classes de la société moderne, faisant dans l'ombre son office destructeur, tantôt chez les uns en arrêtant le développement du corps, tantôt chez les autres en brisant les ailes de l'intelligence au moment où elle va prendre son essor; on la rencontre, dis-je, octroyant largement à celui-ci l'épilepsie, à celle-là l'hystérie; l'hypochondrie, l'imbécillité, la démence aux autres; annihilant la force et le courage, enlaidissant la forme, en un mot amoindrissant et abâtardissant les races.

Ce sont ces considérations qui m'ont entraîné

à écrire sur l'onanisme, non pas en général, mais seulement chez la femme, sujet difficile, je ne me le cache pas, rien dans ce genre n'ayant été fait jusqu'à ce jour.

Peut-être m'objectera-t-on que c'est là plutôt une question du ressort de la morale que du ressort de la médecine ; je répondrai, en premier lieu, que le corps, qu'il soit malade par une cause quelconque : vicissitudes de la température, écarts de régime, passions ou vices, appartient toujours au médecin ; en second lieu, que c'est un devoir sacré pour le praticien, quand il le peut, d'appeler l'attention du moraliste sur les vices et leurs formes ; et enfin, j'ajouterai avec Tissot : « Quand on » connaît les hommes, on se persuade aisé- » ment qu'il est plus aisé de les détourner du » vice par la crainte d'un mal présent que par » des raisonnements fondés sur des principes, » dont on n'a pas assez de soin de leur incul- » quer toute la vérité. »

Quant au reproche d'immoralité qu'on s'est plu à lancer plusieurs fois, et sans raison, non-seulement à Tissot, qui le premier en France écrivit sur l'onanisme, mais aussi au savant et patient observateur Parent-Duchatelet, à qui nous sommes redevables du traité le plus complet sur la « Prostitution dans la ville de Paris, » je ne puis m'y arrêter un instant, car je crois que ce n'est point propager une turpitude que d'en montrer les dangers et d'en étudier les suites.

La masturbation existe chez la femme, c'est un fait incontestable, aussi croyons-nous rendre un grand service en éclairant les praticiens sur ce vice physique soupçonné par tous, sinon connu de tous, mais sur lequel personne n'a encore écrit, arrêté sans doute par une délicatesse morbide et incompréhensible en médecine.

Voici le plan que je suivrai dans le cours de cette étude :

I. Je définirai l'onanisme et j'en tracerai sommairement l'origine et l'historique.

II. J'en classerai les formes.

III. Après quelques mots d'anatomie et de physiologie sur l'appareil génital féminin, j'étudierai les causes de la masturbation.

IV. Les signes qui la feront connaître suivront les causes.

V. Je passerai ensuite en revue les maladies qui peuvent en résulter.

VI. Et je ferai l'exposé du traitement qu'on doit lui opposer.

VII. Enfin, à la suite d'une conclusion rapide, je mettrai l'index bibliographique des auteurs que j'aurai cités.

VIII. Comme complément de ce travail, j'esquisserai un tableau synoptique qui permettra de revoir, en résumé, les formes, les causes, les signes, les conséquences et le traitement.

Il est bien entendu que je ne m'occuperai que de la masturbation chez la femme, et que je laisserai de côté les abus vénériens naturels et le clitorisme (1) heureusement fort rare.

(1) On nomme clitorisme le simulacre de l'acte vénérien viril

Toutefois l'on verra que je considère la tribadie ou le tribadisme comme une forme de masturbation, bien qu'à tort, je crois, on en ait fait un vice à part en la confondant avec le clitorisme.

que commettent certaines femmes, douées d'un clitoris développé à la façon d'un pénis ; à ce développement les tératologistes ont assigné l'appellation de clitorismie.

ESSAI MÉDICO-PHILOSOPHIQUE

SUR LES FORMES, LES CAUSES, LES SIGNES, LES CONSÉQUENCES ET LE TRAITEMENT

DE L'ONANISME CHEZ LA FEMME

CHAPITRE PREMIER

DÉFINITION. — SYNONYMIE. — ORIGINE. — HISTORIQUE.

Le mot Onanisme a été improprement introduit en France par Tissot, qui l'a emprunté à un ouvrage anglais ou allemand l'*Onania* (1). L'expression « onanisme » est la généralisation du nom propre « Onan » dont Moïse ra-

(1) « *L'Onania* » est attribué à Bœrner, *Praktisches werk von der Onanie.*

conte l'histoire au chapitre XXXVIII de la Genèse :

« Dixit ergo Judas ad Onan filium suum : Ingredere ad » uxorem fratris tui et sociare illi, ut suscites semen fra- » tris tui. Ille sciens non nasci sibi filios, introiens ad » uxorem fratris sui semen fundebat in terram, ne liberi » fratris nomine nascerentur, et idcirco percussit eum » Deus, eo quod rem detestabilem faceret. »

« Or Judas dit à son fils Onan : Va vers la femme de ton frère et unis-toi à elle pour perpétuer la race de ton frère. Sachant que les enfants ne seraient pas à lui, Onan dans ses rapports avec la femme de son frère répandait par terre sa semence, dans la crainte de procréer des rejetons à son frère; c'est pourquoi Dieu le frappa, parce que son action était détestable. »

J'ai dit, avec juste raison, que le mot « onanisme » était impropre, car ce passage de l'historien et législateur hébreu est loin de démontrer sans réplique qu'Onan se livrait à la masturbation, il prouve même le contraire à ceux qui se donnent la peine de chercher dans une phrase l'esprit et non pas la lettre.

Afin de bien saisir le passage qui a donné lieu à l'interprétation erronée de l'acte d'Onan, il nous paraît bon de se rendre compte des lois, des coutumes et des usages des Juifs, au lieu de s'en rapporter à un verset isolé de la Bible, dont diverses traductions ont pu sensiblement modifier le sens de certains mots.

Voici quelques articles du Deutéronome (chap. xxv) qui vont nous édifier sur ce que nous avons besoin de savoir :

Verset 5. Lorsque des frères demeureront ensemble et que l'un d'entre eux viendra à mourir sans enfants, alors la femme du mort ne se mariera point avec un étranger, mais son beau-frère viendra vers elle et la prendra pour femme et l'épousera, comme étant son beau-frère.

Vers. 6. Et le premier-né qu'elle enfantera succédera au frère mort, et portera son nom, afin que son nom ne soit pas effacé d'Israël.

Vers. 7. S'il ne plaît pas à cet homme-là de prendre sa belle-sœur, alors celle-ci montera à la porte vers les anciens et dira : « Mon beau-frère refuse de relever le nom de son frère en Israël et ne veut point m'épouser par droit de beau-frère. »

Vers. 8. Et les anciens de la ville l'appelleront et lui parleront, et s'il demeure ferme et qu'il dise : « Il ne me plaît pas de l'épouser. »

Vers. 9. Alors sa belle-sœur s'approchera de lui, devant les anciens, et lui ôtera son soulier du pied et lui crachera au visage, puis, prenant la parole, dira : « C'est ainsi qu'on fera à l'homme qui ne soutiendra pas la famille de son frère. »

Etc., etc.

Avec ces données, il nous est facile de reconstituer l'épisode qui concerne Onan, ainsi que l'a fait Lallemand. Her, le premier-né de Judas et mari de Thamar, était mort sans enfant; son frère Onan devait donc épouser sa belle-sœur pour éviter le scandale dont parle le cinquième livre de Moïse. C'est pourquoi Judas lui conseille de s'unir à la veuve de Her. Onan obéit à son père. Mais, par la mort de son frère, il était devenu l'aîné de la famille ; et la loi l'autorisant à posséder d'autres femmes, il pouvait espérer un fils, légalement à lui, pour perpétuer sa lignée. Aussi, au lieu d'accomplir normalement le rapport conjugal avec Thamar, il n'opérait que le commencement de l'acte coïtal et il « fraudait », selon l'expression heureuse du Dr Bergeret, ou, si on veut, « ejaculabat extra vas », ainsi que disent les casuistes.

Cet acte, on le voit, ne constitue pas la masturbation, et il suffit de jeter un coup d'œil sur le livre intitulé : *Des fraudes dans l'accomplissement des fonctions génératrices*, pour apprendre que bien des gens mariés — dans un but dont la connaissance nous importe peu ici — font identiquement ce que faisait Onan. Ces gens-là sont voués à l'onanisme dans le sens absolu du terme, ils ne le sont pas à la masturbation.

Vu ces faits, on serait en droit de nous reprocher d'avoir employé en titre cette expression vicieuse ; toutefois on nous pardonnera cette

défectuosité quand nous dirons que nous nous en sommes servi comme d'un épouvantail, pour éloigner de notre livre le public non médical et ininstruit à qui cette dénomination est beaucoup moins familière que celle de masturbation.

A. Schwartz, de Strasbourg, dans sa thèse inaugurale, 1815, dit : « L'onanisme est une » habitude funeste, suivie d'une évacuation » contre nature de la liqueur spermatique » provoquée par des attouchements ou par » l'effet d'une imagination ardente. » Cette définition est mauvaise, n'étant ni précise, ni générale, ni exacte. Elle ne peut, en effet, s'appliquer à la femme qui n'a point de liqueur spermatique, à moins qu'on ne commette l'hérésie de prendre pour telle le liquide sécrété par les glandes vulvo-vaginales. Ensuite, une imagination ardente peut, à la rigueur, dans certains cas de continence absolue, ou d'atonie des organes génitaux, ou enfin de maladie cérébrale, provoquer le spasme vénérien ; mais aura-t-on le droit de nommer masturbateurs l'homme continent ou affaibli et la femme atteinte de nymphomanie ? Toutefois, malgré ses défauts, une semblable définition est pardonnable à un auteur de 1815 ; mais ce qui m'étonne, c'est qu'un médecin ait, cette année même, dans la deuxième édition d'un petit ouvrage sur l'onanisme, reproduit, mot pour mot, cette définition vieillotte, oubliant, — est-ce à dessein ? — de dire qu'elle est de A. Schwartz, ainsi que les treize ou quatorze premières pages de sa brochure (1).

Dans la douzième édition de Nysten, par MM. Littré et Robin je trouve : « Masturba- » tion, manustupration (*manu* et *stuprare*, » souiller) : excitation des organes génitaux » avec la main, dite aussi onanisme, d'autant » plus dangereuse que l'on a incessamment » la possibilité de s'y livrer. »

Cette seconde définition est plus conforme à la vérité, mais elle est encore beaucoup trop incomplète.

(1) H. Fournier. *De l'Onanisme*, etc., 2e édition. Paris, J.-B. Baillière et fils, 1875.

Je proposerai donc celle-ci : L'onanisme est un acte contre nature fait à l'aide d'un organe vivant, (main, langue), ou d'un instrument quelconque, (étui, priape), dans le but de provoquer le spasme vénérien; que cet acte soit solitaire ou exécuté en commun.

Outre les mots onanisme et masturbation, on emploie aussi les suivants : manusturbation, manuélisation, chéiromanie, manustupration, crime d'Onan, mastupration, libertinage solitaire, souillure manuelle, passion contre nature, passion solitaire, vice manuel, manœuvre solitaire, vice génital et d'autres encore...

En me basant sur ce fait que ce n'est pas chez l'homme seulement que l'on rencontre le vice qui nous occupe, mais que les chiens et les singes surtout s'y livrent aussi avec fureur, je n'ai pas l'intention de discuter si la masturbation est naturelle; je laisse cette question à d'autres plus habiles ou plus paradoxaux; je dirai seulement que l'onanisme semble avoir existé de tout temps dans les deux sexes. Je ne m'appuierai pas, comme l'ont fait beaucoup d'auteurs, sur l'histoire d'Onan ; j'ai montré plus haut que leur interprétation du passage de Moïse était erronée, et d'ailleurs je n'ai point à m'occuper de ce vice chez l'homme; mais je reproduirai cette phrase d'Ézéchiel, citée par M. Jeannel (1), qui ne laisse aucun doute sur les manœuvres féminines des habitantes de Jérusalem :

« Et fecisti tibi imagines masculinas et fornicata es in eis. »
(Ezéchiel, XVI, 27.)

« Tu t'es fabriqué des images masculines et » tu as commis avec le péché de la chair. »

Et l'auteur à qui j'emprunte cette citation ajoute dans une note qu'il doit à M. Debaux, pharmacien aide-major : « Les images mascu- » lines se vendent publiquement à Tien-Tsin. » Elles sont fabriquées à Canton au moyen » d'un mélange gommo-résineux d'une cer- » taine souplesse ; elles sont colorées en rose. » Des albums vendus publiquement repré-

(1) Jeannel. *De la prostitution dans les grandes villes, au XIXe siècle*, etc. J.-B. Baillière. Paris, p. 75-76.

» sentent des femmes nues faisant usage de » ces instruments, qui sont attachés à leur » talon.

» On en vend aussi comme objet d'art et « d'ornement; celles-ci sont en porcelaine; » détails dont M. Watremey, ex-capitaine d'infanterie, ayant fait la campagne de Chine, m'a confirmé verbalement l'authenticité, en ajoutant que ces instruments ne figuraient point toutefois aux étalages des marchands.

Chez les Grecs, Sapho l'érotique et les jeunes Lesbiennes avaient la réputation de mépriser les hommes et de sacrifier seules à Vénus; on les avait surnommées « Tribades. » Or le Tribadisme ou la Tribadie (τρίβειν, frotter) était alors comme maintenant une masturbation en commun, à moins de croire à une endémie étrange de clitorismie chez les femmes de Lesbos (1).

(1) « A l'époque où Parent-Duchatelet, occupé de son tra- » vail sur la prostitution, faisait des recherches à ce sujet » (développement anormal du clitoris) il n'existait à Paris » que trois prostituées, dont le clitoris avait une étendue déme- » surée et dont le plus développé avait trois pouces de longueur

A Rome, sous les empereurs, la manuélisation était fort goûtée des matrones parfois lasses, mais jamais rassasiées, comme a dit Juvénal. A cette époque les femmes se servaient surtout de Priapes ou Phallus — (φαλλὸς, pénis) — soit de bois, soit de matières précieuses. « Les Phallus antiques trouvés à Pompeï ou à Herculanum sont très-nombreux dans le musée de Naples ; la plupart sont en bronze ou en or, etc. (Musée de Naples. Édit. Ledoux, p. 29.)

La tribadie aussi était fort répandue, au dire des satiriques du moment.

» et égalait en grosseur la verge d'un enfant de douze à qua-
» torze ans, à laquelle il ressemblait à s'y méprendre.
» On croit généralement que, parmi les femmes qui se re-
» cherchent entre elles et qu'on nomme tribades, celles qui
» sont pourvues d'un clitoris volumineux sont les plus agaçantes
» et les plus recherchées. Il n'en est pourtant rien. Ces trois
» prostituées, dont je viens de parler, étaient d'une grande
» indifférence pour les personnes de leur sexe et même pour
» les hommes ; de sorte que la disposition organique qui leur
» était propre, loin de disposer à la lascivité, semblerait, au
» contraire, contribuer à l'affaiblir... On a observé, d'ailleurs,
» que les filles qui se recherchent et chez lesquelles cette
» inclination perverse a le plus d'empire, se distinguent par
» leur grâce, leur douceur, leur jeunesse, en un mot, par tous
» les attraits qui les font rechercher des hommes. » — Giraudeau. *Traité des maladies syphilitiques*, p. 550-551.

Contentons-nous de citer de Martial et de Juvénal les vers suivants, que nous ne traduisons pas, et qui montrent que les Romaines étaient, pour le moins, aussi licencieuses que les filles de Lesbos.

Lenonum ancillas, posita Laufella corona
Provocat, et tollit pendentis præmia coxæ
Ipsa medullina frictum crissantis adorat;
. . . .
Nec ibi per ludum simulatur, omnia fient
Ad verum. . . .
Tunc prurigo moræ impatiens, tunc femina simplex,
Et pariter toto repetitus clamor ab antro :
« Jam fas est, admitte viros !

(JUVÉNAL, sat. VI.)

Inque vices equitant, ac luna teste moventur.

(JUVÉNAL, sat. VI, 512.)

Sed plane medias vorat puellos.

(MARTIAL, VII, 67.)

Ipsarum tribadum tribas, Phileni,
Recte quam futuis, vocas amicam.

(MARTIAL, VII, 70.)

At tu (proh facinus!) Bassa fututor eras
Inter se geminos audes committere cunnos
Mentiturque virum prodigiosa venus.

(MARTIAL, I, 91.)

Quoi d'étonnant d'ailleurs lorsqu'on se remémore les puissants excitants génitaux qu'aux temps de Tibulle, d'Ovide, de Catulle, de Properce, de Pétrone, de Térence, de Juvénal, offraient aux deux sexes les Bacchides, les Catagogies, les Phallophories, les Thermophories, les Pérenniés et autres fêtes qui n'étaient à proprement dire que de luxurieuses orgies et des entraînements publics à la débauche !

Enfin, il faut l'avouer, les matrones préféraient les plaisirs solitaires et le tribadisme aux rapprochements sexuels, parce qu'elles trouvaient là le moyen de calmer leur passion érotique sans avoir à craindre la grossesse et ses suites. Ceci est tellement vrai que les femmes latines, quand elles le pouvaient, se livraient à des eunuques qui leur procuraient la jouissance physique sans danger pour leur beauté, qu'eût flétrie l'enfantement. Voici ce que dit à ce sujet Juvénal, dans huit vers dont nous empruntons la traduction au livre cité du Dr Jeannel :

Sunt quas eunuchi imbelles, ac mollia semper
Oscula delectent, et desperatio barbæ

Et quod abortivo non est opus. Illa voluptas
Summa tamen, quod jam calida matura juventa
Inguina traduntur medicis, jam pectine nigro :
Ergo exspectatos, ac jussos crescere primum
Testiculos postquam cœperunt esse bilibres
Tonsoris damno tantum rapit Heliodorus.

(JUVÉNAL, VI, 367.)

« Il en est qui se délectent dans les molles » caresses des eunuques ; point de barbe à re- » douter, nul besoin de drogues abortives. » L'ingénieuse recherche de la volupté ne » livre l'adolescent au médecin qu'alors que » son membre mûri s'est ombragé d'un poil » noir. Jusque-là, on attend, on laisse croître » les testicules, et lorsqu'ils commencent à » peser deux livres, Héliodore les ampute ; le » barbier seul y perd. »

Au moyen âge, le libertinage et la promiscuité des sexes, conséquence de la misère, étaient au comble ; et l'on pourrait peut-être attribuer, en partie, à la manuélisation la cause de ces épidémies d'affections nerveuses : épilepsie, hystérie, chorée, catalepsie, extase, fureur utérine, etc., nommées alors crimes de sorcellerie, qui sévissaient sur un grand nombre d'individus à la fois, et que les juges canoniques guérissaient si gaillardement par le feu des bûchers.

De nos jours l'onanisme est passé, pour ainsi dire, dans les mœurs; peut-être est-il même plus répandu qu'autrefois, mais il est moins visible. On le cache, avec juste raison, comme un vice honteux.

Nous n'avons pas à nous occuper des hommes; quant aux femmes, s'il en est beaucoup qui délaissent la manuélisation au temps du mariage, il en est un grand nombre qui conservent cette funeste habitude durant la vie conjugale ou le veuvage, ou ne s'y adonnent qu'à partir de cette époque; nous ferons en sorte, plus loin, de donner la raison de cet état de choses.

Ceux qui, toujours, nient quand même, à tort et à travers, n'ont, pour se convaincre, qu'à jeter un coup d'œil sur la littérature du siècle, ils trouveront, à trente ans de distance; au moins deux livres, deux romans (1), dont

(1) *Mademoiselle de Maupin*, de Th. Gautier. — *Mademoi-*

le point de départ, le nœud vital, est la tribadie, c'est-à-dire la masturbation en commun. Or, les romans ne sont pas, comme on le pense trop, des jeux d'imagination seulement, ce sont aussi les reflets de l'époque qui les voit naître. Les romanciers n'inventent pas les passions ou les vices, ils ne font que les raconter sous une forme agréable ou saisissante.

Si cela ne suffit pas aux incrédules, qu'ils fréquentent en dernier ressort les coulisses de certains théâtres de province, ou mieux des cafés-concerts; ce qu'ils y verront, ce qu'ils y entendront ne leur laissera plus aucun doute sur les manœuvres masturbatrices solitaires ou en commun.

selle Giraud, ma femme, de A. Belot. — Je pourrais citer encore *la Fille aux yeux d'or*, de Balzac.

CHAPITRE II

FORMES

Comme je l'ai fait pressentir, il est plusieurs formes de masturbation chez la femme. Je vais rapidement les passer en revue, en en faisant la classification.

On peut tout d'abord établir la division suivante, d'après la configuration des organes génitaux : A, masturbation vaginale; B, masturbation clitoridienne.

A. — Masturbation vaginale.

Presque toujours personnelle et solitaire, elle est moins fréquente que la seconde. Elle consiste en manœuvres faites à l'aide de chandelles, de bougies stéariques, de morceaux de bois, de phallus, de légumes divers, et surtout, chez les couturières, d'étuis à aiguilles. Un célèbre chirurgien cite le cas d'une jeune femme qui, en se masturbant avec un de ces étuis dont je viens de parler, eut la mauvaise fortune de voir cet instrument s'ouvrir et son contenu pénétrer dans la vessie. On trouve dans la science beaucoup d'observations semblables.

A. Schwartz (1) rapporte le cas suivant :

« Une marchande de..., âgée de vingt-
» cinq à vingt-six ans, d'un tempérament vi-
» goureux, se pollua pendant que son mari
» était de garde. L'instrument dont elle se
» servit se rompit; les efforts qu'elle fit pour
» le retirer furent inutiles; bientôt la chaleur
» et l'humidité du vagin firent dissoudre les
» ingrédients dont il était composé. L'engor-
» gement du vagin et des grandes lèvres, les
» douleurs de la matrice, l'ardeur d'urine et
» le ténesme ne tardèrent pas à se manifes-
» ter. L'anxiété, la crainte et la honte au re-
» tour du mari, ne firent qu'aggraver les

(1) Thèse citée, page 27.

» souffrances de la malade, au point qu'elle
» se décida à faire chercher Mme H...,
» sage-femme. Celle-ci, embarrassée au pre-
» mier moment, voulut d'abord m'appeler
» pour lui donner mes conseils; mais elle
» conçut ensuite l'idée de prendre une ai-
» guille à tricoter qu'elle plia à l'une de ses
» extrémités en forme de crochet, et elle par-
» vint, avec bien de la peine, à retirer par
» morceaux le corps étranger. Quelques in-
» jections émollientes et résolutives, des lave-
» ments et un régime antiphlogistique calmè-
» rent les accidents. La jeune femme promit
» de ne plus récidiver. »

Étant interne à l'Hôtel-Dieu de Lille, en 1869, j'ai vu une femme d'environ quarante ans, demander son entrée dans cet établissement. Elle pouvait à peine s'exprimer, et sa figure, en même temps que la souffrance, dénotait une imbécillité complète. Je la fis placer dans le service du docteur Castelain, où elle mourut deux ou trois jours après. Elle m'avait avoué, après bien des détours, que, depuis fort longtemps, elle s'adonnait à la masturbation vaginale. A l'autopsie, je trouvai une perforation du vagin, cause directe de la péritonite aiguë qui avait emporté la malade, perforation produite, sans nul doute, par l'instrument dont se servait cette femme pour assouvir sa malheureuse passion.

Ce ne sont pas là des faits isolés : une femme de la campagne, des environs de Vichy, m'a conté que, dans son pays, plus d'une fois elle avait entendu dire et vu elle-même que les villageoises se servaient, pour assouvir leurs désirs, de raves, de carottes et de poireaux. O mœurs pures des champs!

B. — Masturbation clitoridienne.

Plus fréquente que la précédente, je la subdivise en : 1° personnelle; 2° étrangère.

1° *Masturbation clitoridienne personnelle.* — La manuélisation individuelle ou solitaire est, de toutes les formes, la plus commune; on la rencontre aussi bien chez les femmes que chez les jeunes filles. Elle consiste en frottements ou titillations, plus ou moins rapides, sur le dos du gland clitoridien, ou sur le prépuce de cet organe, à l'aide du doigt ou d'un instrument, jusqu'à production du spasme voluptueux.

2° *Masturbation clitoridienne étrangère.* — Elle est : α humaine, ou β bestiale.

α *humaine.* — Tantôt ce sont des vieillards lubriques ou des hommes dépravés, qui, pour quelque argent donné à des proxénètes ou aux parents, se livrent à de honteuses manœuvres digitales ou linguales sur de pauvres fillettes qui n'y comprennent pas grand'chose, mais qui s'en souviendront plus tard, malheureusement.

Tantôt ce sont, comme cela se voit dans les pensionnats de demoiselles, des compagnes coupables qui s'aident mutuellement, d'une façon ou d'une autre, à ressentir des plaisirs illicites.

Tantôt, enfin, ce sont des jeunes filles ou

des femmes qui, les unes, par crainte de la grossesse, les autres, ne pouvant éprouver aucune jouissance par les moyens naturels, forcent des amants ou des époux trop complaisants à leur procurer, avec la main ou la langue, le plaisir vénérien pour prix des faveurs qu'elles leur accordent. Quelquefois, pourtant, ce sont les maris ou les amants qui se livrent, de leur propre mouvement et pour ainsi dire malgré leur compagne, à toutes sortes de pratiques lascives sur les malheureuses avec lesquelles ils vivent. En voici un exemple :

Observation CXII (1). — « Femme de » trente ans, maigre, profondément gastral- » gique et névropathique. Mariée à dix-neuf » ans : un enfant au début, quoique son » mari fraudât, ne voulant pas avoir d'en- » fant avant un certain âge. Attribuant cette » grossesse inattendue à ce que la fraude

(1) Bergeret, *Des fraudes dans l'accomplissement des fonctions génératrices*, pages 167-168.

» avec rapprochement des organes géni-
» taux n'est pas sûre, il n'a plus voulu user
» de ce moyen; mais très-lubrique de sa
» nature, il a exercé sur sa femme, avec les
» doigts, des manœuvres si fréquentes et si
» variées, qu'il a fini par déterminer chez elle
» un éréthisme nerveux poussé jusqu'à la
» névropathie générale la plus douloureuse.
» Quant à lui, lorsqu'il s'était surexcité par
» le spectacle de l'orgasme vénérien poussé,
» chez sa femme, aux dernières limites, il se
» satisfaisait tout seul ou exigeait d'elle
» qu'elle lui rendît cet ignoble service, etc. »

β *bestiale*. — Ce mode de masturbation est loin d'être des plus rares, surtout dans nos grandes villes. Les prostituées et les femmes galantes, telles sont celles qui s'y adonnent le plus généralement. Elles offrent leur clitoris et leur vulve aux lèchements répétés de jeunes chiens dressés à cet usage dégoûtant.

C'est là un fait connu de tout le monde et sur lequel je ne veux pas m'arrêter plus longtemps.

CHAPITRE III

CAUSES

Avant de faire le dénombrement méthodique des causes fort variées dans leur nature et très-nombreuses de la manuélisation, je crois bon de m'arrêter un instant pour faire une petite digression anatomo-physiologique qui ne sera peut-être point inutile dans l'exposé qui va suivre.

Les nerfs qui animent les organes sexuels de la femme viennent de deux sources : ceux du vagin proviennent des plexus hypogastriques; ceux du clitoris dépendent des plexus sacrés. Les nerfs ischio-clitoridiens, branches du tronc honteux interne, rampent sur la surface dorsale du clitoris, et, après avoir envoyé de nombreux filets dans le corps caverneux, se perdent dans les replis que forment supérieurement les nymphes pour entourer le clitoris à la façon d'un prépuce. C'est particulièrement dans ce prépuce, où se fait l'épanouissement des filets terminaux des nerfs ischio-clitoridiens, que M. le professeur Sappey place le siége de la sensibilité vénérienne. Il est établi en physiologie que la sensation voluptueuse normale, chez la femme, n'est produite le plus généralement que par les mouvements continus de titillation ou de frottement imprimés par le pénis au clitoris qui vient, à la suite de son érection, se mettre en contact avec le membre viril. L'imagination est un aide puissant; mais, seule, elle peut tout au plus déterminer la congestion physiologique dont la conséquence sera l'éréthisme génital.

On admet aussi que, presque toujours, l'homme termine plus rapidement l'acte copulateur que la femme, être, en ces circonstances, pour ainsi dire passif. Il en résulte donc, souvent, que la femme est seulement excitée plus ou moins par l'imagination, le désir, l'espoir de la volupté et le contact intime de l'homme, quand l'éjaculation, chez ce dernier, vient mettre brusquement fin au congrès sexuel.

Cette lenteur relative dans la production du spasme vénérien semble avoir été méconnue ou mal interprétée par certains auteurs, qui n'hésitent pas à affirmer que la femme est moins que l'homme portée aux plaisirs de l'amour (1); ce qui est encore loin d'être démontré (2).

La suite montrera que ces données peuvent aider à déterminer des causes peu connues de manuélisation.

Les causes d'onanisme sont de cinq ordres :

A. CAUSES PHYSIQUES. — B. CAUSES SOCIALES. — C. CAUSES INTELLECTUELLES ET MORALES. — D. CAUSES MIXTES. — E. CAUSES RELIGIEUSES.

(1) Voy. Londe, t. I, *Hygiène de l'encéphale*, ch. I, § 6.

(2) Catherine de Russie comptait jusqu'à douze amants à la fois. — A Patani, dans la Péninsule de Malacca, les hommes sont obligés de se mettre des ceintures pour se défendre des entreprises du sexe féminin. Dr Guillemeau, *La Polygénésie*.

A. — Causes physiques

Je les divise en : 1° Particulières ; — 2° Morbides ; — 3° Mécaniques.

1° *Causes physiques particulières.* — On peut encore les appeler prédisposantes naturelles ; ce sont les tempéraments et les idiosyncrasies. Il est certain que les femmes à tempérament bilioso-sanguin ou bilioso-nerveux, à prédominance ou idiosyncrasie génitale seront, toutes choses égales d'ailleurs, plus portées à la manuélisation que les autres ; bien que l'on dise que les femmes frêles et lymphatiques sont plus lascives, ce qui n'est qu'un préjugé.

2° *Causes physiques morbides.* — Les unes sont *a* externes et les autres *b* internes.

a. Causes physiques morbides externes. — Le défaut de soins et la malpropreté laissent s'amasser entre les grandes et les petites lèvres et sous le prépuce clitoridien surtout, le smegma qui n'est, d'après MM. Robin et Littré, qu'un produit de l'accumulation des cellules épithéliales détachées et humectées par le liquide qu'exsude la muqueuse génitale. En se putréfiant, cette matière, mélangée à des poussières venues de l'extérieur, acquiert une certaine âcreté qui occasionne aux organes de la génération un chatouillement désagréable. Pour le faire cesser, l'enfant malpropre se frotte, se gratte, et, s'apercevant qu'à cette manœuvre succède un certain plaisir, un germe de volupté, elle recommence une fois, deux fois, dix fois..., elle est devenue masturbatrice. C'est là une cause des plus ordinaires chez les petites filles.

Certaines affections de la peau et des muqueuses — quelle qu'en soit l'origine — produisent le même effet. Sont dans ce cas : le psoriasis et l'eczéma des grandes lèvres, l'intertrigo et surtout le prurit vulvaire. Ces affections sont locales, mais il en est de généralisées qui amènent, et c'est un fait reconnu dans les hôpitaux affectés aux dermopathies, un résultat identique ; tels sont l'eczéma général, le prurigo étendu, la gale, etc.

Des conformations vicieuses de l'appareil génital produisent le même effet. Ainsi Roubaud (1) dit, en racontant le cas d'une femme sans utérus et dont le vagin n'avait que la longueur du doigt : « Le sens vénérien, sans » présenter une grande énergie, existe pour » les désirs et pour la sensation voluptueuse. » Avant de tomber dans la prostitution, cette » femme avait aimé, et, comme le coït est » douloureux par suite de la brièveté du con- » duit vaginal, elle trouve le plaisir dans l'at- » touchement de l'homme et dans la mastur- » bation, etc.

b. Causes physiques morbides internes. — Je classe sous cette rubrique l'absorption d'aliments et de médicaments amenant une congestion sanguine du côté de l'appareil générateur : Ainsi, les mets épicés par le poivre, la cannelle, le clou de girofle, la muscade, la

(1) *Traité de l'impuissance et de la stérilité chez l'homme et chez la femme*, p. 537-538.

vanille, et les truffes; les boissons excitantes et spiritueuses; la cantharide sous toutes ses formes, le phosphore, le safran, l'absinthe, la rue, la sabine et tous les emménagogues; j'ajouterai certaines odeurs fortes de fleurs ou de parfums : musc, benjoin, patchouli, etc., qui agissent sur le système nerveux de certaines femmes à grande impressionnabilité; les drastiques, à l'intérieur ou en lavement, produisent une action analogue, en congestionnant les viscères du petit bassin. Dans cette classe doivent entrer : la constipation opiniâtre, la présence de scybales, ou d'oxyures dans le rectum, qui déterminent des actions réflexes sur les organes sexuels. Je ne mentionne pas les affections encéphaliques autres que la nymphomanie, bien que quelques-unes semblent agir sur l'appareil génital : les maladies du cervelet, par exemple. Toutefois je ne puis omettre l'idiotie; car, au dire de tous les aliénistes la passion solitaire existe au suprême degré chez les idiots. Ce sont des êtres « se livrant à cette déplorable pratique,

» écrit Esquirol, avec excès, sans pudeur, » sans honte et en présence de tout le monde... » et ne paraissant vivre que pour l'ona- » nisme (1). » Descuret (2) accuse aussi la phthisie pulmonaire, mais cela a besoin d'être contrôlé.

3° *Causes physiques mécaniques.* — α. Certains exercices prolongés, comme la danse et l'équitation, peuvent être considérés comme des causes mécaniques prédisposant à la manuélisation : la danse, en congestionnant l'utérus, l'équitation, outre cette raison, par les secousses directes sur le siége et le haut des cuisses et le froissement des organes de la génération qu'elle occasionne. « Le trot et le » petit galop, dit Schwartz d'après l'Ona- » nia (3), provoquent souvent une perte de » la liqueur séminale chez les personnes qui » ne sont pas habituées à monter à cheval,

(1) *Maladies mentales*, t. II, p. 331-336.
(2) *La médecine des passions*, ch. VI, p. 486.
(3) Bœrner, *loc. cit.*, p. 115.

» et qui sont d'une grande sensibilité, notam-
» ment chez les femmes. »

6. La position assise, longtemps prolongée, a été signalée par quelques auteurs.

7. Quelques métiers mis en jeu par la force corporelle, entre autres la machine à coudre dont l'usage est si répandu. L'ébranlement que la pédale, dans son va-et-vient, imprime à la partie inférieure du tronc, le mouvement de frottement des grandes lèvres sur les petites, et la chaleur qui en résulte, occasionnent fréquemment l'onanisme; et l'écoulement leucorrhéique, presque constant chez les mécaniciennes, n'est le plus souvent que la conséquence de pratiques contre nature.

B. — Causes sociales.

1° La richesse, qui autorise une vie sédentaire et inactive, qui permet le repos prolongé dans des lits de plume chauds, au milieu de l'atmosphère tiède d'une chambre parfumée, qui procure en excès une nourriture succulente, amène fréquemment les pratiques coupables, en laissant les femmes livrées entièrement au dévergondage de leur imagination. Aussi rencontre-t-on le vice génital plus souvent à la ville qu'à la campagne, où les durs travaux des champs et le grand air usent largement la nourriture du travailleur. Et si, cependant, il est aussi fréquent dans la maison du pauvre que dans celle du riche, cela n'infirme pas ce que j'ai dit plus haut, car il y a d'autres forces qui y poussent violemment la fille indigente.

2° En effet, dans la classe besoigneuse, c'est la promiscuité des sexes et la vie de famille trop intime qui engendrent l'onanisme. Enfant, la fille du malheureux va courir la rue avec des gamins de son âge, ou bien pour quelques oboles par semaine est confiée à quelque vieille garde, ce qui ne vaut guère mieux. Bienheureuse quand, dans l'un de ces deux cas, elle n'a pas l'occasion de satisfaire sa curiosité native et malsaine! Jeune fille, elle entre en apprentissage dans un atelier ou une fabrique; là, les gestes équivoques et les mots obscènes la mettent bientôt sur la voie. Et lorsque, le soir, elle rentre dans la chambre où grouille pêle-mêle toute la famille ; où le père, plus ou moins ivre, plus ou moins abruti, ne se gêne nullement pour se livrer salacement, devant sa progéniture, à ses instincts lubriques ; où ses frères se frottent contre elle, souvent dans le même lit, elle comprend alors ; et, si un reste de pudeur la fait se défendre contre les propositions de ses compagnons de travail ou du premier venu, elle ne se marchande plus à elle-même un besoin de jouissance, qu'elle n'eût peut-être pas éprouvé dans d'autres circonstances.

C. — Causes intellectuelles et morales.

Je range dans cette classe les causes suivantes :

α. La vue d'images lascives, telles que les cartes à jouer transparentes fabriquées en Allemagne et en Belgique, et les photographies microscopiques qui eurent tant de vogue il y a quelques années.

6. Les statues aux poses voluptueuses et impudiques, ainsi que les peintures de nudités.

7. Les conversations et les gestes obscènes, qui éveillent une curiosité fatale.

δ La lecture de romans ou de livres malsains, qui surexcitent l'imagination et engendrent des pensées lubriques. « Combien » de jeunes gens des deux sexes, s'écrie » A. Schwartz, n'ont-ils pas été rendus esclaves » de l'onanisme par la lecture des romans? » Et il ajoute : « J'ai connu à Lille, en Flandre, » une jeune personne d'un tempérament » bilioso-sanguin et d'une imagination exal- » tée, chez laquelle les romans firent naître » cette malheureuse passion avec tant d'im- » pétuosité, qu'elle fut atteinte en très-peu » de temps d'un tremblement des extrémités » supérieures et d'une faiblesse de la vue (1). »

ε. Certaines pièces de théâtre agissent d'une façon plus marquée, quoique moins bien connue peut-être. Au sortir du spectacle, en effet, et rentrées dans leurs chambres, sous l'im-

(1) *Loc. cit.*, p. 8.

pression, vive encore, du roman qu'elles ont vu se dérouler devant leurs yeux, les jeunes filles se mettent à songer ; la tête sur l'oreiller, de toutes pièces elles se font héroïnes, leur cerveau délire : elles aiment, elles sont aimées d'un être idéal qu'elles créent à leur fantaisie. Suivant leur rêve pas à pas, avec ténacité, elles se voient unies, après mille empêchements, à l'objet de leur amour, et, insensiblement, l'imagination aidant, elles se livrent, comme sans y penser, à quelque manœuvre coupable.

η. Le mauvais exemple, toujours contagieux, tient aussi une large place dans le tableau des causes morales. Dans les pensionnats de demoiselles, véritables foyers d'infection, c'est en compagnie de camarades d'études — ajoutant toujours l'exemple au précepte — que se commet la première faute, suivie de bien d'autres plus tard.

Ailleurs ce sont des précepteurs, des valets ou des servantes qui, marchant à pieds joints sur les devoirs moraux qui leur incombent, initient la jeunesse aux pratiques honteuses. Je pourrais citer à ce propos, s'il en était besoin, une foule d'observations de divers auteurs : Tissot, Salzmann, Rast fils, Bœrner, etc. Je me contente de renvoyer le lecteur aux écrits de ces savants et de ne mentionner que le cas suivant qui m'a semblé fort intéressant :

« On connaît à Strasbourg l'histoire d'un
» certain précepteur qui abusa d'une manière
» indigne de la confiance qu'on lui avait don-
» née, pour l'instruction de deux petites filles.
» Voici le fait. L'aînée de ces enfants ayant
» témoigné un jour une certaine répugnance
» d'assister à la leçon, la mère s'en étonna et
» la pria de s'expliquer : l'enfant hésita
» d'abord ; mais, enfin, elle instruisit sa mère
» de tout ce que le précepteur se permettait
» avec elle. La mère, indignée de ce qu'elle
» venait d'apprendre, engagea son enfant à
» assister encore pour la dernière fois à la
» leçon. Elle épia le scélérat et le surprit sur
» le fait. C'était un homme déjà d'un certain

» âge et père de famille. Il fut livré à la justice » et puni selon la rigueur des lois (1). »

Enfin ne voit-on pas tous les jours des nourrices mercenaires pousser la stupidité jusqu'à chatouiller les organes génitaux de leurs nourrissons, afin d'apaiser leurs cris et de calmer leurs pleurs?

θ. Chez certaines femmes mariées, un penchant contrarié, la haine qu'elles ont pour leur mari sont aussi des causes déterminantes d'onanisme. Forcée de subir les embrassements d'un homme qu'elle méprise ou déteste, l'épouse s'y soumet sans murmure, mais avec une répugnance intime, en pensant à celui qu'elle voudrait sentir près d'elle et qu'elle aime en secret. Alors peu à peu, sous l'influence de ses idées, elle substitue, en rêve, à l'époux véritable l'amant imaginaire et commet ainsi une sorte d'infidélité morale. Rien à reprendre jusqu'ici; mais bientôt, dans la solitude, elle refait le même rêve, en

(1) Schwartz, *loc. cit.*, p. 9.

remplaçant l'amant absent par des pratiques libertines.

D. — Causes mixtes.

Bien que fort peu connues et oubliées par les auteurs, elles n'en sont pas moins d'une grande fréquence. Toute cause qui fait que la femme, soit par défaut de rapports sexuels, soit par des rapports incomplets, est frustrée des plaisirs que la nature lui a donné le droit de ressentir, doit trouver place dans ce paragraphe. Les principales de ces causes sont : *a*. L'impuissance ou l'indifférence du mari par frigidité, vieillesse, etc. *b*. Le défaut d'harmonie entre les organes copulateurs des deux sexes. *c*. La lenteur de la terminaison de l'acte vénérien chez certaines femmes. *d*. Le désir de l'homme de voir partagé par sa compagne le plaisir qu'elle lui procure. *e*. Le veuvage ou l'absence longue du mari ou de l'amant. *f*. La laideur ou les infirmités physiques de la femme.

a. — On ne peut douter que l'impuissance

ou l'indifférence du mari ne prédispose la femme à la masturbation, surtout si elle est jeune et ardente; c'est là une chose que n'ignorent point les auteurs chinois, et voici à ce propos ce qu'a vu M. Watremey, à l'obligeance de qui je dois ce qui suit. Il assistait à une représentation théâtrale à Tien-Tsin, et dans un certain passage de la comédie, la scène n'était occupée que par deux acteurs: une jeune femme et un vieux mari. Il était facile de comprendre aux gestes, aux attitudes, en un mot, au jeu des artistes, que la jeune femme faisait remarquer au vieillard cacochyme et impuissant, son époux, que le mariage impose des devoirs intimes qu'il négligeait complétement. Celui-ci alors sortait de scène et revenait bientôt tout joyeux, en lui présentant un de ces phallus gommo-résineux, dont j'ai parlé plus haut, semblant dire: « Voici ce dont beaucoup de femmes » dans votre cas se contentent : faites comme » elles. »

b. — Si l'organe mâle est plus mince que normalement ou, quoique normal, en disproportion avec l'organe femelle; si le clitoris est trop petit ou, par un vice de conformation assez fréquent, est trop haut placé ; malgré la turgescence, qui dans l'éréthisme le porte en bas vers le pénis, il ne peut éprouver une quantité de frottements assez considérable pour déterminer le spasme voluptueux; la femme, en ce cas, se rendant parfaitement compte de l'état de choses, cherche seule souvent à combler ses désirs, ou quelquefois invite le mari, l'amant ou un mercenaire d'un sexe quelconque, à faire naître chez elle le plaisir vénérien. Voici, à l'appui de ce dire, ce que je trouve dans Roubaud : « Une femme avait des passions si ardentes que, ne pouvant les satisfaire avec son mari — elle était obèse — elle payait un étranger pour se faire masturber, malgré les principes religieux et honnêtes qu'elle avait puisés dans sa famille (1). »

(1) *Traité de l'impuissance et de la stérilité*, t. II, p. 530.

Souvent, lorsque le mariage légal ou libre dure depuis un certain temps, quand la première ardeur s'est calmée, l'homme, qu'un besoin de volupté, siégeant plus dans l'esprit que dans le corps, entraîne au congrès sexuel, n'éprouve plus la sensation désirée, faute d'excitation. Il cherche alors à rallumer la flamme qui s'éteint, en faisant prendre à sa compagne des poses lascives, puissants aphrodisiaques des êtres blasés sur les plaisirs ordinaires et naturels. Alors les rapports s'exécutent *à retro, modo ferarum*, ou encore *ab ore*. Dans ces cas l'éréthisme de la femme est insuffisant pour enfanter la volupté, mais suffit pour lui conseiller la manuélisation.

c. — Nous avons vu plus haut que l'homme termine souvent la copulation avant la femme; il s'ensuit que cette dernière, à cause de cette lenteur qui ne lui permet d'avoir qu'un commencement de plaisir, se dégoûte à la longue d'un acte qui est pour elle plus ennuyeux qu'agréable, et s'abandonne à des pratiques contre nature, solitaires ou étrangères, qui lui permettront de consommer une jouissance que le coït ne lui apprit qu'à pressentir.

d. — Il est chez l'époux ou l'amant un désir, pour ainsi dire inné, que personne ne révoquera en doute : c'est de voir partagée par sa compagne la sensation voluptueuse qu'il éprouve. Si la femme est naturellement froide et, de plus, habile, elle simule une impression qu'elle ne ressent point, façon adroite et intelligente de s'attacher son conjoint. Mais toutes les femmes n'agissent point ainsi. Quelques-unes à tempérament chaud, à imagination vive, le coït les laissant apathiques, indiquent, par des paroles caressantes ou des gestes expressifs, à leur amant ou leur mari un moyen détourné d'arriver au but désiré. Or, ce moyen est toujours une manœuvre illicite.

D'ailleurs, il faut l'avouer, les hommes sont loin d'être étrangers à la genèse du goût de la manuélisation chez la femme. Ils peuvent faire leur *meâ culpâ*. Quand un jeune homme cherche à obtenir les faveurs d'une femme, à quelque classe qu'elle appartienne, après les cadeaux, les paroles amoureuses, l'excitation alcoolique même, après les baisers de toutes sortes, pour élever l'éréthisme érotique de sa compagne au diapason du sien, et arriver à son but, il n'hésite pas, quand il croit le moment propice, à glisser la main sous les vêtements féminins et à se livrer à des manœuvres à la fin desquelles la femme s'abandonnera tout entière à lui.

Voici un fait assez curieux pour être raconté et qui se passe fréquemment dans les villages du Pas-de-Calais et sans doute ailleurs : Lors d'une union matrimoniale entre campagnards d'une classe peu élevée, les gens de la noce, jeunes filles et garçons, deux à deux, après le repas nuptial et avant le bal, se retirent dans une chambre, quatre, cinq et six groupes ensemble, et là, après des quolibets d'un goût équivoque, ils se trouvent adroitement plongés dans l'obscurité. Les jeunes gens alors prennent leurs compagnes sur les genoux, et les jeunes filles, qui se livreraient à peine pour un empire à leurs amoureux, se laissent, tant leur pudeur est élastique, manuéliser avec plaisir.

Il me semble évident que ce serait là une manière d'apprendre l'onanisme à une fillette qui ne le connaîtrait pas.

e. — Il se rencontre dans le monde des femmes ardentes, dont le mariage calmait les désirs fougueux. La mort les prive brusquement, et jeunes encore, de leur époux. Les convenances sociales, un ou plusieurs enfants les empêchent de contracter une nouvelle union. Les scrupules religieux ou la crainte d'une grossesse, en dehors du mariage, leur défendent de prendre un amant; cependant les désirs deviennent d'autant plus pressants et vivaces, qu'ils ont été comprimés. Comment sortir de cette situation? Comment arriver à tarir leur soif de volupté? Par un seul mode, pour les conséquences duquel, dit Juvénal, *abortivo non est opus*.

Ce que je dis du veuvage vrai, peut s'appli-

quer absolument au veuvage momentané que les voyages de l'époux occasionnent dans certains ménages. J'eus, en 1871, l'occasion de soigner, à Lille, une femme de 22 ans qui se trouvait dans ce cas. Elle était atteinte de leucorrhée rebelle. Ne pouvant sûrement assigner de causes à cette affection chez une personne de sa constitution, je soupçonnai l'onanisme. Après quelques dénégations, cette dame m'avoua que son amant faisait des voyages de plusieurs mois et que, durant ce temps, elle était torturée par des désirs presque irrésistibles. Elle les calmait à l'aide de titillations clitoridiennes : « J'ai d'abord, me dit-elle, beaucoup
» d'attachement pour mon amant ; et ensuite
» je n'oserais me livrer à un autre homme,
» durant son absence, dans la crainte d'une
» grossesse ; je n'ai donc que ce seul moyen
» de me satisfaire. »

f. — Fréquemment on trouve des malheureuses, tristement douées par la nature d'une laideur repoussante ou d'infirmités hideuses.

Pour elles pas de liaisons, pas de mariage, point d'amour, point d'hommes; et toutefois, comme les autres personnes de leur sexe, elles ont un cœur à épancher, un besoin inné d'attachement et des sens à satisfaire. Tout le monde les repousse et les raille ; qu'en résulte-t-il? Elles deviennent presque fatalement les victimes du libertinage solitaire.

— « La masturbation peut tenir quelquefois
» à une disposition héréditaire, car il paraît
» prouvé que des enfants nés de parents las-
» cifs succombent plus facilement aux tenta-
» tions de la volupté que les autres. Nos facul-
» tés intellectuelles peuvent être transmises
» par la génération, en sorte qu'en naissant
» nous apportons le germe de nos bonnes ou
» mauvaises qualités :

» Sæpe patris mores imitatur filius infans.
» Qualis erat mater filia talis erit :
» Casta refert castæ genitricis filia mores ,
» Lascivæ numquam filia casta fuit.
(Chr. Mathle, *Theat. hist.*, p. 601.)

Souvent les mœurs du père sont imitées par son fils, dès l'enfance. Telle était la mère, telle sera la fille : Une fille chaste conserve les mœurs de la femme chaste qui l'engendra. Jamais une femme lascive n'eut de fille chaste.

« L'expérience, ajoute cet auteur, nous a » fait voir qu'un enfant, né de parents inno- » cents peut quelquefois sucer le crime avec » le sein d'une nourrice mal choisie. » « Ve- » rum etiam, dit Schurigius, vitiorum quo- » rumcumque sementa moralia cum lacte » intro penetrant, ac in vitam perseverant. » Observavi sic nutricem, salacem, furtivam, » avaram iracumdamque, suam fragilitatem » transtulisse in pueros (1). »

Les germes moraux des vices, quels qu'ils soient, avec le lait pénètrent dans l'organisme de l'enfant et persévèrent durant sa vie. Ainsi j'ai vu une nourrice lubrique, voleuse, avare et irascible, transmettre à des enfants sa faiblesse morale.

Enfin, « ce n'est pas toujours, écrit » Schwartz (2), par des leçons et par

(1) Schwartz, thèse citée, p. 11.
(2) *Loc. cit.*, p. 9.

» l'exemple qu'on reçoit la contagion du crime » d'Onan ; le hasard seul l'a souvent fait ap- » prendre à des enfants qui ignoraient le dan- » ger et le vice auxquels ils se livraient. »

J'aurai terminé cette longue énumération des causes d'onanisme lorsque j'aurai dit quelques mots sur l'étiologie religieuse.

E. — Causes religieuses.

Il ne m'appartient pas de juger la religion, cependant il est évident pour beaucoup que certaine partie du culte, telle que la confession, est chose fort ardue et qui demande un tact d'une délicatesse inouïe de la part de celui qui exerce le ministère.

Le père trappiste Debreyne, auteur de la *Mœchiologie*, dit lui-même « que la trop grande curiosité du confesseur est capable de perdre les jeunes gens de l'un et l'autre sexe. On en a vu qui, après avoir été imprudemment interrogés sur le sixième commandement, ont essayé de faire ce que leur confesseur leur avait appris par son indiscrétion. »

Il est certain que le confesseur outre-passe ses droits quand il questionne sa pénitente « de actu conjugali, de situ, de osculis more columbino, de amplexibus, de tactibus impudicis », quand il lui demande si : « In copulâ erat succuba vel incuba », ou la force à se rappeler si jamais son époux « semen emiserit extra vas (1). »

Les interrogations pénitentielles sont intempestives quand, s'adressant à une jeune fille ou à une femme, elles sont les suivantes : « Fecisti quod quædam mulieres facere solent, quoddam molimen aut machinamentum, in modum virilis membri, ad mesuram tuæ voluptatis, et illud loco verendorum tuorum aut alterius cum aliquibus ligaturis ut fornicationem faceres cum aliis mulieribus, vel alia eodem instrumento sive alio tecum ?.....

» Fecisti quod quædam mulieres facere solent, ut jam supra dicto molimine vel alio

(1) *Le Confesseur*, par l'abbé ***, ch. v, p. 72, t. II.

aliquo machinamento tu ipsa in te solam faceres fornicationem?.....

» Fecisti quod quædam mulieres facere solent, quando libidinem se vexantem exstinguere volunt, quæ se conjungunt quasi coire debeant et possint, et conjungunt invicem puerperia sua et sic confricando pruritum illarum exstinguere desiderant?.....

» Fecisti quod quædam mulieres facere solent ut succumberes aliquo jumento et illud jumentum provocares ad coitum qualicumque posses ingenio ut sic coiret tecum?.....

» Fecisti quod quædam mulieres facere solent ut cum filio tuo parvulo fornicationem faceres, ita dico ut tuum filium supra turpitudinem tuam poneres ut sic imitareris fornicationem?..... »

Et, bien que l'auteur à qui j'emprunte ces extraits affirme que c'est la méthode confessionnelle exposée dans tous les livres de théologie érotique, je pense pour l'honneur du

(1) *Le Confesseur*, par l'abbé ***, t. II, ch. v.

clergé que ces préceptes sont tombés en désuétude.

Une chose toutefois que je ne comprends pas bien, moi qui ne connais la théologie que de nom, c'est l'esprit qui a pu guider le père jésuite Gury dans sa *Théologie morale* devenue classique. D'une part, il est admis par tous les casuistes et par lui-même que « delectatio venerea ad solam generis humani propagationem indulta est », d'autre part, le disciple de Loyola déclare illicite l'usage du mariage « si fiat ob solam voluptatem » (Comp. *Théolog. mor.*, tom. II, p. 407). C'est fort bien, mais alors, ces choses-là admises, pourquoi autorise-t-il la masturbation chez les femmes mariées, comme il résulte du passage suivant, où il enseigne que l'épouse ne pèche point « quœ se ipsam tactibus excitat ad seminationem statim post copulam in quâ vir solus seminavit ? — (Compend. *Théolog. mor.*, tom. II, p. 417.) — Logique bizarre ! Ce sont là, il semble, des idées corruptrices au premier chef, et sur lesquelles il est inutile d'attirer plus longtemps l'attention.

Je ne veux point parler non plus de l'abominable rédaction des livres mystiques et des cantiques où l'amour divin est exprimé par des phrases un peu trop sensuelles, à notre avis. Quelques réformes sur ces questions, que nous n'avons point voulu approfondir, — et pour cause, — seraient très-bien venues des gens impartiaux qui ne pourraient plus alors répéter, avec l'auteur du *Maudit* : « C'est ainsi que direction, lectures mystiques, livres de piété composés pour les jeunes personnes, où, tout en voulant leur enseigner à être chastes, on leur apprend comment on ne l'est pas, consomment un véritable viol moral. »

CHAPITRE IV

SIGNES

Comment diagnostiquer la masturbation? Cela est, je l'avoue, fort difficile. Il n'est à proprement parler aucun signe sûr, aucun symptôme vraiment pathognomonique de cette passion; toutefois il existe un certain nombre de caractères qui, pris individuellement, ne diraient rien, mais dont l'ensemble donnera une forte présomption à un observateur attentif, et fera même, presque à coup sûr, soupçonner ce vice, malgré les dénégations des intéressées, à un œil adroit et exercé.

Je classe ces signes sous trois chefs : A. Signes physiques généraux. — B. Signes intellectuels et moraux. — C. Signes physiques locaux.

A. Un teint pâle et blafard ; les yeux tristes et troubles; les pupilles dilatées portées en haut et en dedans, quelquefois en dehors; les paupières rouges, engorgées, lourdes, surtout les supérieures, accollées au réveil, et entourées inférieurement d'un demi-cercle bleu brunâtre; un regard fixe et hébété, dirigé vers le sol; l'allongement et l'aspect languissant du visage; l'amaigrissement rapide, sans maladie qui en rende compte et malgré la voracité de l'appétit; une démarche chancelante et mal assurée ; un défaut de coordination des mouvements; une faiblesse musculaire plus ou moins prononcée, surtout vers la région lombaire; un tremblement des membres supérieurs et inférieurs; des sueurs nocturnes; une urine trouble et sédimenteuse; un frisson presque continuel; la manière de s'asseoir; la position des mains dans le lit ou durant la veille.

B. Une sorte de tristesse instinctive, poussée jusqu'à la taciturnité; un caractère inégal et chagrin, porté jusqu'à la colère; une timidité exagérée en présence des parents et farouche à l'aspect des étrangers; une mémoire rebelle; un esprit obtus; une indifférence pour le jeu et les travaux d'esprit; l'amour de la solitude; une paresse profonde; l'habitude du mensonge; les embrassements et les caresses exagérées entre jeunes filles; enfin un certain aspect, un je ne sais quoi plus facile à saisir qu'à exprimer par des mots.

C. La croissance disproportionnée de l'appareil génital externe; la déchirure de l'hymen quelquefois; l'humidité anormale du vagin et de la vulve; la béance, la dilatation et la pâleur ou la rougeur extraordinaires de ces organes; les écoulements leucorrhéiques; l'allongement et la sensibilité morbide du clitoris où souvent siégent des excoriations; enfin les corps étrangers de toutes formes et de toutes matières trouvés dans les organes génito-urinaires, ou le plus souvent rencontrés dans le lit, cachés sous le matelas; tel est l'ensemble des signes dont la connaissance fera éviter toute erreur et ne permettra pas de révoquer en doute, comme cause originelle, le vice de masturbation chez celles qui les présenteront. Aussi dois-je ajouter ici que — tant est répandue cette triste passion — chaque fois que le praticien, mis en présence d'une des maladies dont nous allons nous occuper, ne pourra lui assigner une cause à peu près certaine, il lui sera permis de soupçonner chez sa patiente des manœuvres illicites; et il devra diriger ses investigations de ce côté.

Dans ces dernières années, le docteur Baraduc a découvert un nouveau signe, pour ainsi dire certain, de manuélisation. Malheureusement ce signe n'existe que dans certains cas, je veux dire chez les blessés, les amputés, les fracturés avec plaies et les brûlés, en un mot chez tous ceux qui sont atteints d'une solution de continuité des téguments.

D'après le docteur Baraduc, chez les blessés qui se manuélisent, on ne tarde pas à voir apparaître, sur la cicatrice récemment formée ou en voie de formation, des petites taches blanc jaunâtre sans proéminence notable et ressemblant assez à des grains de millet ; ce sont des ulcérations commençantes.

Voici une des huit observations qu'a réunies l'auteur, et que nous abrégerons autant que possible :

- En juin 1871 un jeune homme de quinze ans tombe et se fracture le tibia et le péroné au-dessus du tiers inférieur de la jambe gauche. Le fragment supérieur du tibia traverse la peau et luif ait une déchirure de trois centimètres de large sur cinq centimètres de long, à la partie antérieure de la jambe.

Emploi du bandage de Scultet dans une gouttière suspendue, ainsi que de l'irrigation continue durant huit jours. Au bout d'un mois enlèvement d'une lamelle tibiale sous laquelle se trouvent des bourgeons charnus.

Au bout de trois semaines après l'ablation de l'esquille, la plaie est cicatrisée dans les deux tiers de son étendue, le centre seul ne l'est point encore. Je remarque alors sur la cicatrice deux petites ulcérations d'environ deux millimètres, à fond grisâtre formé par une matière visqueuse adhérente. Les bords sont à pic, d'un millimètre de profondeur ; il n'y a point de coloration anormale des bords de l'ulcère, ni de saillie, ni de dureté. Tous les caractères de l'ulcération des cicatrices récentes sont là réunis.

Je regarde le malade : peau du visage pâle et terne, régions temporales empâtées, paupières un peu tumefiées, pupilles dilatées, même étant exposées à une grande lumière diffuse.

Resté seul avec mon blessé, je fais appel à ses sentiments :

« Mon ami, vous ne guérirez pas, lui dis-je.

— Pourquoi, monsieur ? — Parce que vous avez une mauvaise habitude. — Oh ! non, monsieur ! — Vous vous y êtes livré hier au plus tard, ne le niez pas, je le vois... Cela vous est-il arrivé souvent ? — Oh ! non, monsieur, deux ou trois fois seulement.... »

Le premier pas était fait. Le malade devint plus communicatif ; et certain de sa sincérité sur l'époque de l'origine, sinon sur le nombre avoué, je fus convaincu que cette habitude ne datait que de quinze jours après l'accident, et qu'elle avait été provoquée par un long séjour au lit durant les fortes chaleurs de l'été. Quelques jours plus tard plus d'ulcérations ; la cicatrisation de la plaie était faite régulièrement, et grâce à un bandage dextriné, je fis lever du lit mon jeune blessé (1).

(1) H. Baraduc. *De l'ulcération des cicatrices récentes symptomatique de la nymphomanie et de l'onanisme.* Paris, 1872.

CHAPITRE V

CONSÉQUENCES

Georget (1) croit que les auteurs qui ont écrit sur l'onanisme, et particulièrement Tissot, en ont beaucoup exagéré les effets.

F. Roubaud (2) dit dans le même sens : « Tous les auteurs qui ont pris la masturba-» tion pour sujet de leurs études se sont plu, » dans une intention louable sans doute, mais » qui, bien souvent, n'a pas atteint le but qu'ils » se proposaient, se sont plu, dis-je, à rem-» brunir sans mesure les couleurs avec les-» quelles ils peignaient les maux qu'entraîne » cette funeste habitude. L'ouvrage de Tissot

(1) Voir *Physiologie du système nerveux.*
(2) Ouvrage cit. p. 556-557, t. II.

» est resté, sous ce rapport, un livre classi-
» que.

» Si ce n'était pas sortir de mon cadre, il
» serait facile de prouver combien ces pein-
» tures sont tout à la fois exagérées, inutiles
» et même dangereuses ; la stricte vérité est
» suffisamment hideuse pour qu'il ne soit pas
» nécessaire de la charger d'images purement
» imaginaires. »

Je me range à l'opinion de ces auteurs; cependant bien qu'exagérées par Tissot, les conséquences de l'onanisme n'en sont pas moins mortelles quelquefois, terribles souvent, fâcheuses toujours.

Une première question se présente ici, que je ne puis passer sous silence : celle de savoir si les suites de la manuélisation sont plus graves ou les mêmes que les effets résultant des excès vénériens naturels. Je ne puis hésiter à répondre que les conséquences de l'onanisme sont plus funestes que celles du libertinage.

« Cela tient à ce que les masturbateurs ont
» plus souvent l'occasion de se procurer la

» sensation vénérienne que les personnes qui » se livrent au coït, puisqu'il suffit aux pre- » miers d'être un instant seuls; cela tient » encore à ce que chez ceux-ci l'encéphale » est dans une tension prodigieuse, et forcé, » pour éprouver la sensation vénérienne, de » se créer un excitant qui lui manque, de se » former des perceptions, d'éprouver des » réminiscences, en un mot de se présenter des » peintures voluptueuses qui ne sont pas sous » les yeux dans le moment pendant lequel a » lieu la masturbation (1) »

Une seconde question est celle-ci : la femme ressent-elle comme l'homme et au même degré les effets pernicieux du coït et de la masturbation ? Malgré la haute science de l'auteur que je viens de citer et qui répond par la négative, je ne puis m'empêcher d'émettre un avis contraire au sien. Si, en effet, le plus généralement, comme on le remarque chez les prostituées, les excès de coït sont sans effet chez la

(1) Londe, *Nouveaux éléments d'hygiène*, p. 148, t. I.

femme, c'est que cette dernière, dans ces circonstances, ne perd ni physiquement ni moralement — fluides génitaux, influx nerveux, forces volontaires. — Car, être passif dans l'acte vénérien, la femme peut sous l'influence de sa volition s'affranchir quand il lui plaît de toute participation corporelle et morale au congrès sexuel. En ce cas point d'écoulement du liquide vulvo-vaginal, point de déperdition de l'influx nerveux et volontaire, et surtout point de soubresauts coïtaux épileptiformes puisque le spasme fait défaut. Voilà pourquoi les prostituées peuvent impunément faire leur métier fort longtemps et servir de moyen à des excès qui tueront l'homme mais ne retentiront point sur leur organisme. Toutefois, il n'en est plus de même quand la femme participe au coït en consommant l'acte, et surtout quand elle se livre à l'onanisme. Celui-ci n'a qu'un but, quels que soient les modes d'agir ; celui d'engendrer la volupté. Or autant de fois il y aura sensation voluptueuse, autant de fois l'encéphale se sera surmené pour la faire naître dans des conditions hors nature. Donc il faut admettre que chez la femme, comme chez l'homme, les effets de la masturbation feront tôt ou tard éclater des accidents morbides ; et ces accidents, à mon avis, seront plus marqués chez la femme à cause de sa nature à prédominance essentiellement nerveuse.

Ceci admis, je vais parler des affections qui résultent des manœuvres coupables.

Elles sont A. Locales ; — B. Générales.

A. — Affections locales.

Elles sont bénignes ou graves.

1° *Bénignes*. — Je ne m'y arrêterai guère ; ce sont : la rougeur des parties génitales, les excoriations de la vulve et du clitoris, la déchirure de l'hymen, la vulvite, la vulvo-vaginite, la dysurie, l'eczéma de la partie interne des cuisses. Il a pour origine, dans ce cas, un écoulement leucorrhéique plus ou moins abondant, sur la nature duquel on ne saurait trop se mettre en garde, surtout au point de vue médico-légal. Cet écoulement peut, en effet, en imposer chez les petites filles et faire croire au viol, comme cela s'est déjà présenté. Je citerai, à ce propos, quelques extraits d'un rapport d'expert, sur une prévention de viol mal fondée, où l'on trouvera, en même temps, un tableau vrai des désordres que l'onanisme amène dans les organes externes de la génération chez les enfants. . . . .

« Le sieur B... nous a rapporté que le 9, à
» 7 heures du matin, sa fille, âgée de 14 ans,
» étant restée seule dans sa maison, le sieur
» E..., son voisin, y était venu, qu'il l'avait
» jetée sur un lit et en avait abusé malgré sa
» résistance. . . . .

» Louise B..., interrogée par nous, ne nous
» a répondu qu'avec beaucoup d'hésitations,
» mais a fini par confirmer le récit qui ve-
» nait de nous être fait.

» *Examen de la jeune B...* — Louise B...,
» non encore réglée, est d'une petite taille,
» d'une constitution chétive, éminemment

» lymphatique; elle a le teint pâle, les yeux » cernés.

» I. Les organes sexuels très-développés » sont déjà flétris et décolorés, les grandes » lèvres très-épaisses et flasques sont écartées » à leur partie inférieure.

» II. La vulve, dont l'entrée est fort élargie, » est évasée en forme d'entonnoir, au fond » duquel est refoulée la membrane hymen » considérablement relâchée, mais sans dé- » chirure et formant une sorte d'anneau au- » tour de l'orifice béant du vagin, dont les » dimensions sont telles, qu'on peut y intro- » duire facilement le doigt; la fourchette est » déprimée; mais non déchirée.

» III. Il n'existe, du reste, sur ces parties » aucune excoriation. . . . . . mais elles » sont lubréfiées par l'écoulement d'une ma- » tière blanchâtre qui nous a paru de nature » leucorrhéique.

» *Conclusions*. . . — Il est évident que la » jeune Louise n'a pas été déflorée. . . mais

» la flétrissure des organes, la disposition in-
» fundibuliforme de la vulve, la dépression
» et la déformation de l'hymen, la dilatation
» de l'orifice vaginal attestent une habitude
» déjà ancienne d'attouchements, et, sans
» doute, d'introduction dans le vagin d'un
» corps plus ou moins volumineux. . . .

» L'écoulement dont les organes sexuels
» sont le siége ne peut provenir d'un attentat
» commis seulement trois jours auparavant;
» il existe déjà depuis longtemps; ce sont des
» flueurs blanches occasionnées par des habi-
» tudes d'onanisme (1). » (L'examen microscopique des taches de la chemise de Louise B... démontra la vérité du précédent rapport.)

2° *Graves*. — Parmi les suites locales graves, je citerai :

1° Les leucorrhées rebelles, le relâchement des ligaments utérins et de la muqueuse vaginale qui provoquent des chutes et autres dé-

(1) J. Briant et E. Chaudé. *Manuel complet de médecine légale*, pages 770-771.

placements de l'utérus. « J'ai observé, dit » Fabre dans son *Traité des Maladies vénériennes*, une cause d'écoulement, dans les » femmes, qui m'en a imposé quelquefois, et » me l'a fait prendre pour une véritable gonorrhée. On m'envoya chercher un jour » pour une dame, âgée de 18 ans, qui après » six mois de mariage ressentait des douleurs » dans le vagin avec un écoulement d'une » matière fort abondante et verdâtre ». . . . Fabre crut d'abord, comme il le dit trop longuement pour que je puisse le citer *in extenso*, à une affection vénérienne et institua un traitement en conséquence. « Cependant, loin » que ces moyens, continue-t-il, apaisassent » les accidents, ils les augmentèrent au » contraire. Comme je n'avais jusqu'alors » visité la malade que superficiellement et » qu'elle me dit sentir une grosseur à la vulve » qui semblait vouloir sortir, je la fis coucher » et je sentis le col de la matrice descendre » jusqu'au bord du vagin. En questionnant » cette dame sur ce qui pouvait avoir donné

» lieu, à son âge, à un pareil relâchement
» des ligaments de la matrice, elle me fit, par
» l'inquiétude que lui causait sa maladie, les
» confidences les plus secrètes : elle m'avoua
» que son mari l'excitait souvent au plaisir
» avec les doigts, et que le frottement qu'il
» exerçait dans cette opération était quelque-
» fois si fort, que sa chemise en était tachée
» de sang. Je vis alors que je m'étais trompé
» sur le caractère de la maladie, car je jugeai
» que la descente de matrice dépendait de la
» masturbation qui était capable de causer
» les douleurs qu'elle ressentait et de pro-
» duire l'écoulement. »

Voici une deuxième observation du même auteur où la leucorrhée se complique de névralgie céphalique, thoracique et gastrique :

« Une jeune femme, mariée depuis cinq
» ans, n'avait point eu d'enfants; elle avait un
» écoulement fort abondant de matière ver-
» dâtre; elle avait beaucoup maigri ; elle se
» plaignait continuellement d'un mal de tête

» insupportable, avec des maux d'estomac et
» de poitrine; ses cheveux, qui étaient les
» plus beaux qu'on pût voir par leur longueur
» et la quantité, étaient presque tous tombés. »

Fabre croit encore avoir affaire à une affection virulente, mais le traitement qu'il ordonne ne produit aucun effet salutaire. « Enfin, re-
» prend-il, la malade voyant l'inefficacité des
» remèdes, crut devoir m'avouer que, depuis
» l'âge de 14 à 15 ans, une femme de chambre
» l'avait mise dans le goût de se satisfaire
» elle-même; qu'elle s'y était livrée avec tant
» d'excès que, depuis son mariage, l'approche
» de son mari lui avait toujours été indiffé-
» rente, et qu'elle était obligée quelquefois de
» quitter la compagnie pour aller contenter
» sa passion. Je reconnus alors la véritable
» cause de la maladie et je lui fis si bien sentir
» les conséquences dangereuses de son mal-
» heureux penchant, qu'elle me promit d'y
» renoncer. »

2° Les engorgements du col et du corps de la matrice (Jozan).

3° Les ulcérations du col, les hémorrhagies, le cancer de l'utérus (Descurret).

4° La cystite et la néphrite (id.).

5° L'incontinence d'urine. « J'ai été, dit » Giraudeau de Saint-Gervais, souvent con- » sulté pour de jeunes demoiselles sujettes à » l'incontinence d'urine, dont la masturbation » était la cause. »

6° La péritonite traumatique circonscrite ou généralisée comme j'en ai cité un cas par suite d'une perforation vaginale.

7° Les corps étrangers de la vessie, causes fréquentes de calculs urinaires et de fistules vésico-vaginales. Ces corps peuvent être de nature très-diverse.

XX. Moreau, chirurgien en chef de l'Hôtel-Dieu de Paris, racontait dans ses cours d'opérations qu'il avait extrait de la vessie d'une femme une petite pomme d'api incrustée de matière calculeuse.

XXI. Une jeune fille s'introduisit par l'urèthre, dans la vessie, un étui de bois dont on se sert pour mettre des aiguilles. On lui en fit l'extraction au bout de trois mois ; il était entouré de substance pierreuse. On retira en même temps plusieurs petits calculs de la vessie, dont quelques-uns étaient de la grosseur d'une noisette, etc., etc.

XXII. Une jeune fille de vingt ans s'était introduit dans l'urèthre un cure-oreille, et l'avait laissé échapper dans la vessie, etc., etc.

XXVI. Une jeune fille d'environ seize ans se frotta le méat urinaire avec la tête d'une longue épingle noire à cheveux. L'ayant introduite dans l'urèthre, l'épingle lui échappa et tomba dans la vessie . . . .

XXVII. Morgagni rapporte plusieurs observations sur des aiguilles d'os dont les Italiennes se servent pour leurs cheveux, et que des filles lascives s'introduisent dans l'urèthre et laissent échapper dans la vessie. Les douleurs que ces filles éprouvent ensuite dans les voies urinaires les obligent d'en déclarer la cause : mais il en est qui par pudeur ou par d'autres motifs, tâchent de déguiser la vérité et de faire croire que ces aiguilles sont passées des voies de la déglutition dans le ventre et dans la vessie. Leur récit ne peut tromper ceux qui connaissent la voie naturelle et facile par laquelle ces aiguilles et d'autres corps plus grossiers peuvent pénétrer dans la cavité de ce viscère. Moinichen cite ce fait d'une Vénitienne qui se frottant l'urèthre avec une aiguille d'os la laissa échapper dans la vessie . . . .

. . . . . Une fille de Parme, âgée d'environ vingt ans, couchait avec une autre fille qui lui introduisit dans l'urèthre une grosse aiguille à tête d'ivoire. Cette aiguille, de la longueur du doigt, tomba dans la vessie. Peu de jours après cette fille n'urina que goutte à goutte et avec de très-grandes douleurs. La honte de déclarer son aventure lui fit cacher son mal pendant cinq mois. Enfin, maigrissant et ayant de la fièvre, elle eut recours à un chirurgien qui, ayant porté le doigt dans le vagin, sentit une dureté, découvrit un bout de l'aiguille qui avait percé la vessie et le vagin, et se contenta d'emporter des matières pierreuses qui incrustaient ce corps étranger. La malade n'étant pas soulagée, on appela un autre chirurgien, qui introduisit une sonde dans la vessie et y sentit un corps dur. Pour soulager les vives douleurs il fit prendre à la malade beaucoup d'huile d'olive, et quelques jours après l'aiguille, qui était incrustée de matière pierreuse, parut à l'orifice du vagin par le trou fait à la vessie. On la tira avec la main sans l'aide d'aucun instrument. La fille cessa de souffrir et fut en état d'agir, mais il lui resta une fistule vésicale qui donna lieu à une incontinence d'urine (Académie des Sciences de Paris, ann. 1735) (1).

Pour clore la liste des affections locales, j'ajouterai que la stérilité est assez ordinaire chez la masturbatrice, ainsi que l'avortement ; quant aux enfants, lorsqu'elles en ont, ils sont, la plupart, chétifs, prédisposés aux tubercules, à la scrofule et au nervosisme.

(1) Chopart, *Traité des maladies des voies urinaires*, annoté par Segalas. Paris, 1855.

B. — Affections générales.

Avant de commencer la longue énumération des maladies générales dont la cause, prochaine ou éloignée, est l'onanisme, je dois faire une remarque qui m'empêchera peut-être d'être taxé d'exagération. Je n'ai point l'intention de dire ou de faire croire que plusieurs, ou même une seule des affections dont j'ai parlé plus haut, et dont je vais continuer la nomenclature, soient fatalement dévolues aux masturbatrices. Suivant l'âge, le tempérament et surtout la fréquence des manœuvres, — car ce sont principalement les excès d'onanisme que nous avons en vue, — certaines victimes de ce vice génital peuvent rester indemnes, — ce qui est rare toutefois, — tandis que d'autres auront une ou plusieurs des maladies qui font le sujet de ce chapitre. Si ce cadre nosologique paraît long, qu'on n'accuse point ma fantaisie : je n'ai fait que grouper tous les éléments de ce tableau, que j'ai trouvés éparpillés dans les écrits qui, de loin ou de près, ont touché à la question que je traite, et encore n'ai-je pas rapporté tout ce que j'ai lu, quand les auteurs s'égaraient et attribuaient à la manuélisation des suites qui m'ont paru n'avoir avec elle que des rapports de coïncidence et non de causalité.

Pour plus de méthode, je suivrai dans mon énumération l'ordre des grands systèmes organiques.

Système nerveux. — *Épilepsie.* — Pour beaucoup d'auteurs, cette affection paraît avoir, chez la femme, la matrice pour origine, d'où les noms d'*Epilepsia uterina* (Sennert), d'*Epilepsia ab utero* (Jonhston), d'épilepsie génitale, comme on l'appelait autrefois (1). Si cela est vrai, rien n'est plus facile de comprendre comment les excès de coït et surtout de masturbation, en irritant les organes génitaux, peuvent, à la longue, pro-

(1) E. Landais, *De l'influence du mariage et de la grossesse sur les maladies*, etc., page 26. Strasbourg, 1866.

duire cette manifestation morbide. D'autre part, dans son mode d'être, l'épilepsie, sauf sa durée indéterminée, a beaucoup d'analogie avec le spasme vénérien, que les anciens, frappés du fait, nommaient *Epilepsia brevis*. Enfin, l'expérience ne permet pas de contester l'influence génitale sur la genèse de cette triste infirmité et le rapprochement des crises. Quantités d'observations de savants estimés en font foi, et sont trop connues pour être répétées ici (1). « L'on a vu plus haut, » dit Tissot, que la masturbation procurait » l'épilepsie, et cela arrive plus souvent qu'on » ne le croit. Est-il étonnant que ces actes » rappellent les accès, comme je l'ai vu plus » d'une fois, dans ceux qui y sont déjà su- » jets; est-il étonnant qu'elle rende cette ma- » ladie incurable? (2) »

Les idiots, c'est un fait reconnu, lorsqu'ils ne le sont pas tout d'abord, deviennent presque tous épileptiques; ne serait-ce pas à la

(1) V. Tissot, ouvr. cit., p. 35, 42, 53. 54, etc.
(2) Ouvr. cit , p. 55.

cheiromanie, à laquelle ils se livrent avec fureur, qu'il faudrait rapporter cette terrible complication?

Hystérie. — La maladie féminine par excellence, l'hystérie, si fréquente chez les filles et les femmes, a son point de départ dans l'utérus ou ses annexes, selon Tissot, Dubois d'Amiens, Landouzy, Brierre de Boismont, Morel, Wieger et Schutzemberger. Ce dernier croit, avec Romberg, que l'hystérie est un spasme réflectif, produit par l'excitation utérine. D'autres auteurs ne voient, dans cette maladie, qu'une affection nerveuse idiopathique : tels sont Georget, Forget, Bouillaud, etc. (1). Je me range plus volontiers à la première de ces opinions, qui me rend mieux compte de sa production, à la suite de pratiques masturbatrices. Ce ne sont pas là, je ne le cache pas, les seuls agents provocateurs de l'hystérie, je pense que la difficulté de la menstruation, la continence, les émotions vives, le défaut d'attachement (Londe), etc., produi-

(1) Landais. Thèse citée, p. 38 et suivantes.

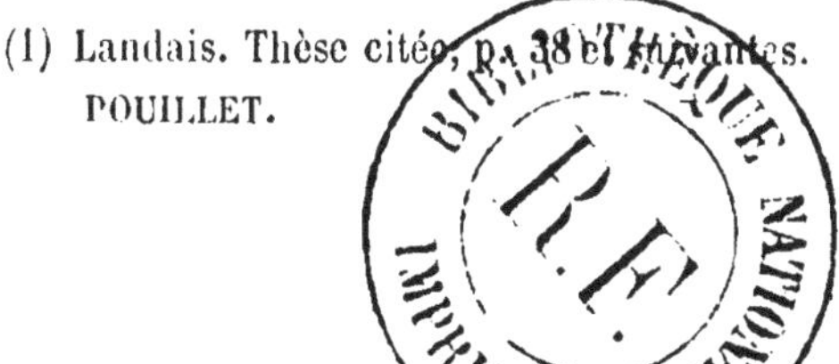

sent l'hystérie; mais je crois devoir placer au premier rang l'onanisme. On n'a, pour s'en convaincre, qu'à interroger adroitement les hystériques : presque toujours les premières manifestations douloureuses ou convulsives sont survenues à la suite de manœuvres coupables. L'hystérie est assurément plus fréquente chez les enfants, les veuves et les célibataires que chez les femmes mariées : n'en est-il pas de même de la masturbation?

Et quoi qu'en ait dit Parent-Duchâtelet, une statistique de Kiwisch, qui a recueilli plusieurs cas d'hystérie, par suite d'onanisme, prouve que les prostituées y sont aussi sujettes que les autres. Mme Boivin et Dugès affirment, de leur côté, que le libertinage y prédispose les filles publiques, parce que la fatigue des organes génitaux amène un collapsus analogue à la torpeur due à la continence (1).

Dans le journal de Vals de mai 1876, numéro 5, le docteur Tourette dit : « Depuis cinquante ans et plus que j'exerce la méde-

(1) E. Landais, *loc. cit.*, p. 13 et suivantes.

cine, j'ai vu un grand nombre de femmes qui pratiquent l'onanisme conjugal, atteintes d'hystérie. Chez presque toutes il y avait maigreur, hébétude, perte d'appétit ; elles étaient sans force et sans courage en dehors des accès hystériques. »

Après ces affections viennent plus rarement :

La catalepsie, l'extase et cet état complexe, dit Nervosisme ou Névropathie protéiforme (Bouchut), qui se caractérise par des tremblements partiels ou généraux, de l'anesthésie, de l'hyperesthésie, des paralysies de courte durée, des douleurs vagues et générales, des vertiges, de l'insomnie, des troubles de la vue et de l'ouïe, etc., etc.; maladie qui semble être un état prodromique d'une affection nerveuse quelconque, qui se montrera bientôt ou rétrogradera, mais ne semble point être une véritable entité morbide ;

La Chorée, qui, si elle ne reconnaît pas pour cause le vice rhumatismal, l'hérédité ou l'exemple, peut être presque sûrement attribuée à l'onanisme ;

La Nymphomanie ou fureur utérine qui peut être bénigne ou grave, c'est-à-dire mortelle;

L'encéphalite et le ramollissement cérébral, qui ont été signalés par Racle (1).

J'ai eu tout dernièrement à Lille l'occasion de donner des soins à une jeune entretenue de 26 ans atteinte d'inflammation avec commencement de ramollissement de la partie inférieure de la moelle, affection qui ne reconnaissait pas d'autre cause que l'onanisme lingual.

Quant aux facultés intellectuelles, on comprend facilement qu'elles se ressentent singulièrement des manœuvres contre nature. Les personnes qui s'y livrent deviennent lâches et pusillanimes; elles perdent tout bon sentiment; elles sont distraites et le plus souvent incapables d'un travail sérieux; amantes de la solitude, elles fuient la société et les réunions. Quelques-unes deviennent, grâce à une perte progressive de la mémoire, hébétées et comme stupides; enfin, tourmentées par la mélanco-

(1) *Traité de diagnostic médical*, p. 231.

lie et le désespoir, elles tombent dans une entière apathie et souvent la manie la plus complète ou le suicide, qui met un terme à leurs maux.

Bien que sombre, ce tableau est vrai parfois, mais dans des cas heureusement rares.

L'hypochondrie, l'imbécillité, la folie paralytique, la démence, le suicide même peuvent assurément provenir d'excès d'onanisme, mais combien y en a-t-il d'exemples ? Quelques-uns au plus. En voici un communiqué à Tissot par Rast, le fils, célèbre médecin de Lyon (1).

« Un jeune homme de Montpellier, étudiant
» en médecine, mourut par l'excès de ces sor-
» tes de débauches. L'idée de son crime avait
» tellement frappé son esprit, qu'il mourut
» dans une espèce de désespoir, croyant voir
» l'enfer prêt à le recevoir. »

La bergère de 22 ans, dont parle Alibert dans ses *Nouveaux éléments de thérapeutique et de matière médicale* (2), en est un autre

(1) Ouvrage cit., p. 36.
(2) Tome II.

exemple. Par suite de ses habitudes manuelles, cette jeune femme avait vu ses facultés intellectuelles baisser jusqu'à la stupidité. La partie supérieure du corps s'était prodigieusement amaigrie tandis que la partie inférieure semblait, au contraire, d'une personne bien portante. Sa sensibilité s'était exaltée au suprême degré et, pour ainsi dire, localisée dans les organes génitaux. En un mot, elle était dans un état de névropathie ultime à forme génitale qui déterminait chez elle la sensation vénérienne à la moindre cause, à la vue d'un homme, par exemple, ou lorsqu'elle se sentait toucher la main par une personne étrangère à son sexe.

Cependant si ces conséquences fatales sont rares, il n'en est plus de même de ces deux suites, pour ainsi dire constantes que je rattache aux désordres intellectuels : Je veux parler de l'aversion pour le mariage et plus encore de la répulsion pour le coït, qui souvent désunissent les ménages et jettent la perturbation dans les familles.

Organes du sens. — Il n'est pas rare d'observer chez les onanistes de l'hypérémie de la conjonctive et de la blépharite ciliaire ; ce serait peu de chose, mais la masturbation ne tarde guère à rendre ses victimes asthénopes, par suite, sans doute, de l'affaiblissement général et de l'insuffisance d'influx nerveux que reçoit la rétine. Les auteurs ont cité des cas d'amaurose qui n'avaient pas d'autre cause. L'ouïe devient dure et l'oreille est le siége de bourdonnements incommodes d'abord, puis insupportables. Le sens du toucher est modifié lui aussi par les manœuvres onaniques. Le tact est moins sensible que normalement, et si les masturbateurs ne s'en aperçoivent guère, cela tient à un tremblement des mains et de l'avant-bras, consécutif à leurs excès et auquel ils rapportent volontiers leur trouble tactile.

Appareil respiratoire. — Toux. Essoufflements, douleurs thoraciques, étouffements. — On rencontre ces phénomènes fréquemment chez les enfants et les jeunes femmes. La percussion et l'auscultation ne fournissent aucun indice de leur origine qu'il faut attribuer à une action réflexe, à point de départ génital. Voici l'opinion de quelques auteurs sur ce sujet :

Tissot (1) : Un affaiblissement des organes de la respiration d'où résultent souvent des toux sèches, presque toujours des enrouements, des faiblesses de voix, des essoufflements dès qu'on se donne un mouvement un peu violent.

Schwartz (2) : Chez les uns on observe une altération dans la parole, une succession de sons inarticulés, une discordance ; chez d'autres, une faiblesse de voix, un enrouement, une toux sèche, un essoufflement dès qu'on se donne un mouvement un peu violent. Quelquefois il existe une perte totale de la voix (aphonie).

Jozan (3) : C'est en effet la cause la plus fré-

(1) Ouvrage cit., p. 46.
(2) Th. cit., p. 12.
(3) Ouvr. cit., p. 672.

quente des douleurs plus ou moins vives que les masturbateurs ressentent dans la poitrine et dans le dos.

Georget (1) : Un accident fréquent et qui ne m'a jamais trompé sur sa nature, ce sont des palpitations de cœur, accompagnées de gêne dans la respiration, de légers étouffements.

Giraudeau (2) : On devient sujet à des palpitations, à des étouffements.

Rostan (3) : cité par le précédent, dit dans le *Dictionnaire de médecine*, tome VI : La respiration est gênée, l'individu qui commet des excès (de coït ou d'onanisme) ressent des suffocations fréquentes, des douleurs sous le sternum et dans le dos entre les deux épaules, etc., etc.

Phthisie pulmonaire. — Quelle que soit l'essence de cette maladie organique, l'expérience prouve que toutes les causes qui affaiblissent les individus, y prédisposent plus ou

(1) Cit. par Londe, p. 147-148, t. I.
(2) Ouvr. cit., p. 78.
(3) Id. p. 73-74

moins. Or l'onanisme s'attaque aux nerfs, aux muscles, au sang qu'il aglobulise, en un mot, à tout l'organisme, et détruit l'harmonie des fonctions; il peut donc, souvent répété, hâter le processus morbide des tubercules. C'est ce que n'ont méconnu aucuns pathologistes, qui classent, avec raison, les excès de coït et de masturbation au premier rang dans l'étiologie de la tuberculose pulmonaire.

Appareil digestif. — Pas plus que les autres, l'appareil digestif n'est épargné ; bien au contraire : généralement, en effet, l'estomac est le premier organe qui souffre des excès génitaux. La digestion est difficile, laborieuse, bien que l'appétit soit vorace. Tantôt il y a vomissement ou diarrhée lientérique, tantôt constipation opiniâtre, souvent perversion dans le goût (Pica, Malacia), toujours gastralgie. La chymification est incomplète et, partant, l'absorption intestinale imparfaite; alors l'assimilation, pour réparer les pertes continues de l'organisme, a recours à une résorption interstitielle exagérée, qui amène progressivement un amaigrissement considérable et une faiblesse générale, suivis, à un moment donné, de marasme et de fièvre hectique.

Appareil circulatoire. — Du côté de la circulation on remarque des palpitations, des mouvements désordonnés de l'organe central, des lipothymies, quelquefois des syncopes à la moindre émotion ou à la fin du spasme vénérien provoqué. Il n'est pas rare de rencontrer des affections organiques larvées du cœur qui ne se traduisent à leur naissance que par de l'essoufflement, des suffocations passagères, une gêne précordiale ou des accès de toux, symptômes dont il est alors impossible de trouver l'origine, mais auxquels vient bientôt s'ajouter le cortége habituel des signes caractéristiques des maladies cardiaques.

J'aurai terminé cette longue énumération nosographique, alors que j'aurai cité l'anémie, si fréquente chez les femmes, et dont la cause, cependant, échappe si souvent aux praticiens.

Elle peut être poussée jusqu'à la cachexie. Tantôt elle est directement occasionnée par la manuélisation, souvent elle n'est que la suite, le complément nécessaire des troubles digestifs, provoqués eux-mêmes par l'affaiblissement ou l'ébranlement morbide de l'élément nerveux.

L'apoplexie, l'induration, les abcès et le ceacur du cerveau (Descurret), l'abolition de la vue (Tissot, Schwartz, Rostan), les anévrysmes, les ruptures du cœur, la déformation du rachis (Rostan), le rachitisme (Tissot), la pneumonie (Londe), la gastrite, l'hépatite, l'entérite (Jozan), etc., etc., ont été considérés aussi comme des conséquences de la masturbation. Mais comme rien ne me prouve encore la vérité de ces assertions, je m'abstiens prudemment d'une affirmation, laissant tout entière aux auteurs cités la responsabilité de leur dire.

Quant aux paralysies qui résultent fréquemment de l'onanisme pratiqué dans la station, nous n'en parlerons pas, nous contentant de renvoyer le lecteur à ce qu'en dit le Dr Bourbon dans sa thèse (1).

(1) *De l'influence du coït et de l'onanisme dans la station sur la production des paralysies.* Paris, 1859.

CHAPITRE VI

TRAITEMENT

Il comporte deux chefs : la première indication tend à prévenir l'onanisme, ou à détruire cette habitude vicieuse, quand elle existe ; la seconde indication a pour but de débarrasser l'organisme des maladies qui résultent des pratiques contre nature.

Je n'ai point à m'occuper de la deuxième partie du traitement, qui rentre absolument dans le domaine de la thérapeutique générale. Il me suffira de dire que, l'affection étant diagnostiquée, et sa cause reconnue, le praticien devra, avant tout, supprimer cette cause, sous peine de voir infailliblement sa médication être inutile et rester inactive.

Comment prévenir la masturbation ?

Pour arriver à ce résultat il faut avoir recours à des précautions : *a.* physiques; *b.* sociales ; *c.* intellectuelles et morales.

a. Les parents devront veiller à la propreté des organes sexuels de leur fille, et, dès l'âge le plus tendre, exercer sur ces parties des lavages fréquents, qui empêcheront l'accumulation du smegma entre les grandes et les petites lèvres et sous le prépuce clitoridien. De cette façon, ils éviteront les démangeaisons prurigineuses qui s'y localisent. Un prurit, un intertrigo, un eczéma se produit-il, on se servira des moyens que la thérapeutique indique, et cela sans attendre.

« On s'attachera à combattre, par un trai-
» tement antiphlogistique approprié, la vagi-
» nite érysipélateuse si commune chez les ou-
» vrières qui sont forcées de rester assises une
» grande partie de la journée.

» Un régime, suivi avec exactitude pendant
» plusieurs mois, fera presque toujours dispa-
» raître l'inflammation dartreuse qui affecte
» assez fréquemment les organes sexuels, et

» qui rend surtout tant de pauvres femmes bien » plus malheureuses que coupables (1). »

On évitera dans l'alimentation des jeunes filles les mets fortement épicés ou excitants, les boissons spiritueuses; dans tout traitement le praticien s'efforcera de laisser de côté les purgatifs drastiques, les lavements irritants, les vésicants à base cantharidienne, qui, en congestionnant les organes du petit bassin, peuvent, nous l'avons dit plus haut, avoir un résultat fâcheux sur la genèse de l'onanisme.

On ne mettra les enfants au lit qu'après les avoir corporellement fatigués par des exercices hygiéniques, parmi lesquels la marche, la course, le saut et la gymnastique doivent tenir la première place.

Le lit sera assez dur, exposé dans un lieu frais sans être humide; les bras seront placés en dessus des couvertures. Le sommeil sera de sept à huit heures au plus et le lever aura lieu sitôt le réveil. L'été, la natation sera né-

(1) Descurret, ouvr. cit., p. 503.

cessaire, et l'hiver on la remplacera par une lotion tiède ou froide sur les organes externes de la génération, soir et matin.

La constipation et les oxyures vermiculaires exigeront un traitement prompt et efficace.

b. Les parents s'enquerront avec soin des compagnes de leur fille, pour éviter la contagion de l'exemple; c'est un point essentiel. Jamais, d'ailleurs on ne laissera les enfants s'isoler dans une amitié trop intime. Dans les couvents, les pensionnats, les écoles, les maîtresses de classe devront voir, grâce à la disposition des tables d'études faites à jour, tout ce qui se passe dans les salles qu'elles dirigent. Les précepteurs, les institutrices, les valets, les servantes, en un mot, toutes les personnes avec lesquelles les enfants pourront avoir des rapports, devront être d'une moralité reconnue, et fera-t-on bien encore d'établir sur elles, loin de se fier bénévolement aux apparences, un contrôle secret mais constant.

c. Avec un soin jaloux de tous les moments,

on s'efforcera d'éviter aux jeunes filles la vue de tableaux et de sculptures obscènes ou voluptueuses; on leur interdira le théâtre, la lecture de romans et de livres grivois; on se gardera devant elles de toute conversation licencieuse ou de tout mot à double entente, en se basant sur ce sot préjugé qu'elles sont ou trop jeunes pour comprendre, ou assez âgées pour savoir.

Enfin, à un âge, qui variera avec la précocité de l'enfant, on n'hésitera pas à indiquer à la jeune fille le rôle que sont destinés à jouer un jour les organes de la génération; cette indication, bien entendu, sera conforme à la bienséance et à la morale/ De la sorte, on n'aura plus à craindre les suites toujours désastreuses d'une curiosité incessante et malsaine, qui ne recule devant aucun moyen pour savoir. C'est fort à tort, je pense, qu'on laisse, jusqu'au jour nuptial, les jeunes filles dans l'ignorance absolue de l'usage de certaines parties de leur corps; elles sentent la réserve que leur oppose une délicatesse morbide, et leur jeune imagination n'en travaille qu'avec plus d'ardeur.

« La réserve, dit Londe (1), que la routine » adopte sur ces matières délicates produit » souvent de nuisibles effets. Dans ce cas, » comme dans mille autres, ce ne sont pas » les lumières qui nuisent à l'homme, mais » bien la manière dont il les reçoit; les expli- » cations opportunes données à cet égard par » des personnes raisonnables ne peuvent avoir » qu'un résultat avantageux, puisque pour » éviter le danger il faut le connaître; mais » la moindre découverte faite par un enfant » soit dans un livre obscène, soit dans la » conduite trop peu réservée des gens qui » l'environnent, peut avoir pour lui des suites » préjudiciables. »

Cependant, si malgré cette éducation, grâce à un tempérament ardent, à une idiosyncrasie génitale, on supposait la jeune fille prédisposée à la manuélisation, il ne faudrait point hésiter, si elle était nubile, à la marier

(1) Ouvr. cit., p. 167.

le plus vite possible; si elle n'était pas dans ce cas, on recourrait aux voyages, aux distractions d'une vie nouvelle, ou bien on chercherait à lui inculquer un goût artistique qui puisse la passionner, tel que le dessin, la peinture, la musique, etc , etc.

Dans tous les cas il faut autant que possible fatiguer l'esprit par un travail intellectuel journalier et assidu — les études n'ont jamais tué personne, a dit M. le professeur G. Sée dans un cours de clinique à la Charité — qu'on interrompra de temps en temps par une lecture saine, fortifiante et propre à élever l'intelligence, tout en récréant l'imagination.

....Les mesures prophylactiques n'ont pas été employées ou furent inutiles, l'onanisme est confirmé; que faut-il faire pour enrayer et détruire cette habitude vicieuse?

Deux ordres de moyens se présentent: A. Moyens de douceur, B. Moyens de répression, que l'on peut employer tour à tour, si l'on s'adresse à des jeunes filles; mais si l'on a affaire à des adultes célibataires, mariées ou veuves, les premiers seuls sont applicables.

A. *Moyens de douceur.* — La persuasion et la peur suffiront parfois chez les enfants. Jamais, cependant, je le répète, on ne laissera les jeunes filles seules, même la nuit qu'elles passeront dans le lit d'une personne sûre et de leur sexe; on cherchera à développer chez elles des sentiments généreux, dont la jeunesse est avide et, comme je l'ai déjà dit, une passion avouable et compatible avec la santé. En outre, sans préambule et brusquement, une personne sérieuse et autorisée leur dira que les manœuvres contre nature ne tarderont guère à les priver de leurs fraîches couleurs et de leur beauté, que remplaceront une pâleur livide et une vieillesse hâtive et hideuse. On les effrayera en les menaçant de publier leur crime honteux, sans oublier de leur faire l'énumération des maladies qui sont le résultat de l'onanisme.

Alors encore le mariage est indiqué, s'il est

possible, mais les parents feront bien de prévenir l'époux de l'habitude de leur fille, sous peine de voir quelquefois le remède inutile.

Je pense utile de citer ici une méthode préconisée par A. Debay (1) quand il s'agit de jeunes enfants : « Un excellent moyen, écrit-» il, c'est de promettre et de donner des ré-» compenses pour un exercice physique, » pratiqué avant de se coucher : par exemple » de tirer de l'eau à un puits, faire moudre » du café ou tourner un rouet jusqu'à la fati-» gue ; lorsque le sujet se dit fatigué l'exciter » à tourner encore en doublant la récompense. » L'extrême lassitude dans laquelle tombe » l'enfant ne lui permet plus de penser à son » vice ; à peine jeté sur le lit il s'endort pro-» fondément ; et si l'on peut obtenir de lui le » même exercice pendant quelques semaines, » en variant les récompenses, on obtient un » résultat complet. »

Pour la femme mariée le médecin possède un remède puissant, je veux dire la mise en

(1) *Physiologie du Mariage*, p. 317.

jeu du sentiment maternel. Je cède à cet endroit la place à une plume moins inhabile et plus autorisée/

« Le médecin sera toujours cru lorsqu'il » fera remonter jusqu'à elle (la masturbation), » la stérilité future ou présente d'une femme. » Il peut même aller plus loin, et réveiller, » toujours au nom du sentiment de la mater- » nité, les désirs et les plaisirs sexuels que » l'onanisme avait glacés ; il suffit d'évoquer » la nécessité de la volupté dans le coït, pour » que l'imagination retrouve les douces ima- » ges, et, par suite, les ineffables sensations » compagnes de l'amour.

» Mais qu'en de pareils conseils préside une » sage prudence ; car presque toutes les fem- » mes savent que la fécondation ne s'accomplit » pas fatalement au sein de la volupté, et elles » pourront sur ce point vous citer l'exemple » de telles ou telles de leurs amies, qui sont de- » venues enceintes au milieu de l'indifférence » vénérienne la plus complète. Il faut, en » semblable circonstance, prévenir tout con-

» flit entre le médecin et la malade, parce que
» celle-ci, en une matière qu'elle croit être
» plus de la compétence de son sexe que de
» celle de l'homme de l'art, s'en référera
» toujours à l'expérience acquise soit par elle-
» même, soit par ses compagnes ; aussi, je le
» répète, la plus grande circonspection devra
» être observée sur ce point.

« .... Mais si le médecin échoue sur ce
» point, c'est-à-dire s'il ne peut convaincre
» la femme de la nécessité du plaisir sexuel
» pour la fécondation, ou s'il s'adresse à une
» femme enceinte ou déjà mère, il lui reste
» la ressource de plaider la cause des enfants
» et de les lui montrer frappés de rachitisme
» ou de scrofules : rárement une femme ré-
» siste à de pareils arguments, car dans ses
» rêves dorés de jeune fille ou de mère, elle
» donne à ses enfants une beauté idéale et une
» santé impossible.

» Je le répète, le sentiment de la mater-
» nité adroitement dirigé est, chez les mas-
» turbatrices, un moyen puissant non-seule-

» ment pour les arracher à leurs funestes » habitudes, mais encore, dans quelques cir- » constances, pour éveiller en leur imagina- » tion les tendres pensées et les amoureux » désirs (1). »

B. *Moyens de répression.* — Chez les enfants, trop souvent, la persuasion et les remèdes moraux, que nous venons d'indiquer, frappant peu leur esprit, restent sans utilité et ne donnent aucun résultat. Il ne faut point alors, dans leur intérêt, hésiter à employer une méthode coercitive, bien que ses conséquences soient loin d'être sûres.

La surveillance la plus minutieuse pèsera sur eux et les suivra partout, et une correction corporelle leur sera infligée, chaque fois qu'on les surprendra en flagrant délit de manuélisation.

C'est là le premier moyen répressif ; il en est d'autres tour à tour prônés ou décriés ; ce sont : 1° l'infibulation, 2° la camisole de force,

(1) Roubaud, ouvr. cit., p. 559 et suiv.

3° la ceinture contentive, 4° l'amputation du clitoris et la section du nerf ischio-clitoridien. Je dirai quelques mots de chacune de ces méthodes.

1° A proprement dire l'infibulation, chez la femme, est une opération qui consiste à passer un anneau entre les grandes lèvres pour en empêcher l'écartement et, partant, tout rapprochement sexuel. C'est un moyen de virginité forcée, employé dans l'Inde et dans quelques contrées de l'Afrique.

Faute d'autre expression, on applique aussi ce nom à une opération, qui a pour but de fermer complétement l'ouverture externe du canal vulvo-vaginal soit, comme au Darfour et en Nubie, en cousant les lèvres génitales des filles en bas âge, soit en taillant, comme le pratiquent certains peuples d'Asie, un lambeau de peau à chaque grande lèvre et en affrontant les plaies à l'aide de la suture. On ménage, toutefois, dans ces deux cas une petite ouverture pour l'écoulement de l'urine et des règles.

Ces moyens barbares ne peuvent être d'aucune utilité contre la manuélisation. Un simple anneau peut bien empêcher l'introduction du pénis, mais non celle du doigt ou de tout autre engin masturbateur. La suture vulvaire complète ne sera point non plus un obstacle à des pratiques coupables : les attouchements seront médiats au lieu d'être immédiats, mais le but cherché ne sera pas atteint. Je n'ai donc cité cette méthode, que pour mémoire, et dans l'intention d'en montrer l'inutilité et d'en conseiller le rejet.

2° La camisole de force, dont l'emploi est si efficace dans le délire furieux, est un moyen plus convenable et plus utile intrinsèquement et aussi par l'impression qu'il fait sur les enfants. « J'ai vu, dit Descurret (1), un grand » nombre d'enfants et d'adultes des deux » sexes tout à fait corrigés à l'aide de ce trai- » tement continué pendant une année en- » tière. »

Quoi qu'en dise cet éminent moraliste, je ne

(1) Ouvr. cit., p. 501.

mets pas une confiance absolue dans ce système. Je ne conteste pas qu'il puisse être d'une grande utilité chez l'homme, mais il n'en est plus de même chez les femmes, « car, dit avec » raison Giraudeau, elles n'ont pas besoin du » secours des mains pour s'irriter voluptueu- » sement. Le mouvement d'une cuisse sur l'au- » tre, le simple contact des parties externes de » la génération sur le coin d'une chaise ou » d'une table suffisent, pour se masturber, à » celles qui en avaient l'habitude. »

Cependant il sera bon de commencer les moyens coercitifs par l'application de la camisole de force.

3° Un appareil léger et bien conditionné qui boucherait hermétiquement l'orifice vulvaire, tout en écartant un peu les cuisses, et en ménageant une petite ouverture pour le passage de l'urine et des menstrues, rendrait, je pense, un signalé service aux masturbatrices, surtout si son usage était constant; il serait seulement retiré tous les jours, quelques instants, pour les soins de propreté. Tous les appareils actuels sont trop compliqués et trop coûteux; il serait donc à désirer qu'un bandagiste s'essayât à en fabriquer un plus simple et qui remplît bien les conditions demandées.

Les Circassiennes adaptent à leurs filles une ceinture génitale, qu'elles portent jusqu'au jour nuptial; jadis certains princes, peu confiants en leurs femmes, leur imposèrent une ceinture de chasteté; ne pourrait-on pas employer ce moyen, suggéré par la jalousie, à rendre à la santé de pauvres filles ou femmes égarées par une passion honteuse et funeste?

4° L'amputation du clitoris, en divers cas, a été faite et préconisée; pratiquée à l'aide du bistouri ou des ciseaux, elle semble n'offrir aucune gravité; il en est de même de la section des nerfs ischio-clitoridiens. Ces moyens chirurgicaux sont répugnants, et, à mon avis, il ne faut les employer qu'à la dernière extrémité. Ainsi, lorsque toutes les autres méthodes curatives auront échoué, et lorsque la vie sera compromise, le praticien, après avoir pris l'avis de confrères éclairés, ne devra pas hésiter à en faire usage, mais seulement dans ces circonstances.

Le professeur Braun, de Vienne, a émis le même avis dans les *Annales médico-psychologiques*, année 1869. Il dit en effet que, lorsque la manuélisation répétée chez des filles, des femmes et surtout des veuves, ayant amené des perturbations physiques et intellectuelles graves, ne cède pas à tout autre moyen thérapeutique, il n'hésite point à recommander la clitoridectomie.

Voici une observation du professeur de gynécologie qui mérite d'être reproduite ici :

Une jeune fille de vingt-quatre ans, féroce masturbatrice, en était arrivée peu à peu à un état complet de décadence morale et physique, malgré les soins qu'on lui prodiguait depuis cinq ou six ans. L'examen local permit de voir un clitoris facilement érectile, bien que normal. Le simple toucher de cet organe produisait des accidents convulsifs. L'éréthisme érotique torturait la malade et la forçait à recommencer incessamment des manœuvres qui l'épuisaient de plus en plus. Avec le consentement de sa mère et d'elle-même, et d'après l'avis d'un collègue, le couteau galvanocaustique trancha le clitoris et les petites lèvres. Trois semaines après l'opération, au centre d'une cicatrice unie, on pouvait voir le reste du clitoris, seulement il n'était plus le siége d'une excitabilité morbide. La malade recouvra peu à peu la santé du corps et de l'esprit, et, au bout de deux mois, elle se déclarait heureuse de la clitoridectomie.

Dans l'observation suivante, l'amputation du clitoris donna aussi d'excellents résultats.

Une jeune femme, mariée depuis plusieurs années et stérile, fut amenée au Dr Mondat. Il reconnut une masturbatrice invétérée qui préférait de beaucoup les plaisirs solitaires à ceux du mariage. Avec l'avis des docteurs Dubois et Pelletan, le Dr Mondat pratiqua l'amputation du clitoris. Neuf mois après l'opération, la jeune femme accouchait, aimait son mari et avait oublié la masturbation.

Je n'ai, dans ce chapitre, parlé d'aucun

médicament, et cela par une raison assez simple : c'est qu'il n'existe nul produit pharmaceutique qui puisse avoir une action bien marquée sur le vice de masturbation. Il est possible que le camphre, le lupulin, le bromure de potassium, le monobromure de camphre, etc., par leurs propriétés sédatives générales, influent sur les organes génitaux en engourdissant, en endormant la vitalité spéciale des parties qui les composent, et en annihilant les désirs vénériens naturels, mais peut-on assurer et a-t-on démontré qu'ils agissent de même sur la masturbation en amoindrissant, en éteignant cette passion contre nature et invétérée, qui, comme toutes les autres, a son siége partout ailleurs, sans doute, que dans les liquides et les solides de l'économie ? Quoi qu'il en soit, il est rationnel de tenter l'emploi des médicaments précités, en même temps que l'usage des méthodes curatives indiquées plus haut.

Nous n'avons pu, dans ce chapitre, parler des précautions religieuses, ceci regarde la famille, on le comprend. A bien des causes encore, telles que la pauvreté avec ses conséquences, le veuvage, la laideur physique et les infirmités, l'impuissance du mari, son absence prolongée, etc., etc., nous ne pouvions opposer, comme traitement, que des conseils banals ou des lieux communs, que tout le monde connaît, et qui n'auraient fait que surcharger inutilement ce travail.

CHAPITRE VIII

CONCLUSION

De ce qui précède, je puis conclure que la masturbation chez la femme semble exister depuis les temps les plus reculés ; que ses formes sont fort variées ; que ses causes sont excessivement nombreuses et différentes, que ses suites, sans être toujours aussi fatales que quelques auteurs l'ont écrit, sont, cependant, fort graves et quelquefois mortelles ; qu'il importe donc beaucoup au médecin de connaître à fond ce vice et ses conséquences, c'est-à-dire les maladies qu'il peut occasionner, sous peine de rester sans ressources dans beaucoup d'affections, faute d'en connaître l'étiologie. Je conclus aussi que chez les enfants on peut prévenir l'onanisme par une surveillance attentive, constante et secrète et par une hygiène bien entendue et bien appliquée. Malgré tout ou faute d'attention, ce vice est-il enraciné, on aura recours à la douceur d'abord, puis à la répression et cela sans nul retard. Chez les adultes, la répression étant la plupart du temps inapplicable, le médecin, d'accord avec la famille, après avoir habilement recherché la cause originelle du vice, avisera à la faire disparaître, s'il est possible ; sinon, par un langage tantôt doux, tantôt sévère, il s'efforcera d'être persuasif. Appelant à son aide tout ce qui pourra attendrir ou effrayer, tour à tour il retracera à la masturbatrice la perturbation et le malheur de la famille, la laideur des enfants, le rachitisme, la scrofule, la phthisie qui les attendent au berceau ; il peindra la tristesse d'une vieillesse précoce, maladive et solitaire que réserve à sa patiente sa stérilité activement provoquée ; enfin, il fera passer devant ses yeux le tableau de la paralysie et de la démence qui l'attendent, si elle ne renonce point à sa funeste passion. Il sera presque exceptionnel qu'avec de la patience, de l'adresse et de l'éloquence le praticien n'arrive pas à détruire l'onanisme quand il l'aura sérieusement et intimement voulu.

Quant aux maris et aux amants trop complaisants — dont le nombre est plus considérable qu'on ne le pense —, le médecin ne saura jamais assez leur répéter qu'ils mettent en danger la santé et même la vie de leurs compagnes. Cela leur suffira la plupart du temps, si toutefois le praticien n'est pas en présence de lâches et ignobles brutes.

INDEX BIBLIOGRAPHIQUE

W. Acton. Fonctions et désordres des organes de la génération chez l'enfant, le jeune homme, l'adulte et le vieillard. Paris, 1863.

Alibert. Nouv. Éléments de thérapeutique et de matière médicale, t. II.

H. Baraduc. De l'ulcération des cicatrices récentes, symptomatique de la nymphomanie et de l'onanisme. Paris, 1872.

Belliol. Conseils aux hommes affaiblis. De l'impuissance prématurée. Paris, 1859.

L.-F.-E. Bergeret. Des fraudes dans l'accomplissement des fonctions génératrices. Paris, 1868.

Bœrner. Praktisches werk von der onanie. Leipzig, 1780.

Bourbon. De l'Influence du coït et de l'onanisme dans la station sur la production des paralysies. Paris, 1859.

J. Briand et Chaudé. Manuel complet de médecine légale. 1858. Paris, 6e édit.

G. Braun. Annales médico-psychologiques. Année 1869.

Chopart. Traité des maladies des voies urinaires, annoté par Ségalas. Paris, 1855.

Coffin-Rosny. De la nature outragée. Nouveau traité d'onanisme, etc. Paris, 1813.

A. Debay. Hygiène et Physiologie du mariage. Paris, 1869.

Deslandes. De l'Onanisme et autres abus vénériens dans leurs rapports avec la santé. Paris, 1835.

J.-B.-F. Descuret. La médecine des passions. Paris, 1844.

Doussin-Dubreuil. Lettres sur les dangers de l'onanisme. Paris, 1825.

Esquirol. Traité des maladies mentales.

Fabre. Traité des maladies vénériennes.

Georget. Physiologie du système nerveux.

Giraudeau. Traité des maladies syphilitiques. Paris, 1840.

Guillemeau. La polygénésie. Paris, 1844.

J. Jeannel. De la prostitution dans les grandes villes au XIXe siècle. Paris, 1868.

Jozan. Traité pratique des maladies des voies urinaires, etc. Paris, 1864.

Lallemand. Des pertes séminales involontaires. Paris-Montpellier, 1837-1842.

E. Landais. De l'influence du mariage et de la grossesse sur les maladies en général et les névroses en particulier. Thèse de Strasbourg, 1866, 2e série, 921.

Littré et Robin. Dictionnaire de Nysten, 12e édit.

C. Londe. Nouveaux éléments d'hygiène, etc. Paris, 1847.

Mayer. Des rapports conjugaux considérés sous le triple point de vue de la population, de la santé et de la morale publique. Paris, 1854.

Parent-Duchatelet. De la prostitution dans la ville de Paris. Paris, 1857.

Racle. Traité de diagnostic médical. Paris, 1864.

J. Rosembaum. Die onanie. Leipzig, 1845.

Rostan. Dictionnaire de médecine, t. VI.

F. Roubaud. Traité de l'impuissance et de la stérilité chez l'homme et chez la femme. Paris, 1855.

A. Schwartz. Dissertation sur les dangers de l'onanisme et les maladies qui en résultent. Thèse de Strasbourg, 1815.

Schurigius. Spermatologia, seu de semine humano, etc. Francfort, 1720.

Tissot. L'Onanisme. Dissertation sur les maladies produites par la masturbation. Nouv. éd. Paris, 1820.

Tourette. Journal de Vals, mai 1876, n° 5.

Abbé ***, auteur du *Maudit*. Le Confesseur.

PARIS. — IMPRIMERIE DE E. MARTINET, RUE MIGNON, 2

TABLEAU SYNOPTIQUE DE L'ONANISME CHEZ LA FEMME

FORMES

- A. *Masturbation vaginale*. — Souvent personnelle. — Quelquefois en commun. — Priapes ou phallus. — Bougies. — Chandelles. — Morceaux de bois. — Légumes divers. — Etuis à aiguilles. — Epingles à cheveux, etc.
- B. *Masturbation clitoridienne*.
  - 1° *Personnelle*. Doigts. — Instruments divers.
  - 2° *Étrangère*.
    - a. *Humaine*. Vieillards lubriques. — Compagnes de pensionnat. — Amants ou maris complaisants. — Amants ou maris qui ne veulent pas d'enfants.
    - b. *Bestiale*. Chiens. — Quelquefois autres animaux domestiques.

CAUSES

- A. *Physiques*.
  - 1° *Particulières*. Tempérament bilioso-sanguin. — Idiosyncrasie génitale.
  - 2° *Morbides*.
    - a. *Externes*. Malpropreté. — Prurit vulvaire. — Eczéma. — Erysipèle vaginal. — Intertrigo. — Prurigo. — Gale. — Conformation vicieuse des organes génitaux, etc., etc.
    - b. *Internes*. Aliments épicés, excitants. — Boissons spiritueuses. — Emménagogues. — Lavements irritants. — Drastiques. — Constipations. — Scybales. — Oxyures. — Idiotie. — Phthisie. — Nymphomanie, etc., etc.
  - 3° *Mécaniques*. Danse. — Equitation. — Métiers divers. — Position assise continuelle. — Machines à coudre.
- B. *Sociales*.
  - 1° Richesse. — Oisiveté. — Vie molle et inactive.
  - 2° Pauvreté. — Vie de famille trop intime. — Ateliers. — Promiscuité des sexes, etc.
- C. *Intellectuelles et morales*. Tableaux, images, statues lascives. — Gestes obscènes. — Conversations lubriques. — Lectures de romans ou de livres grivois et malsains. — Théâtres. — Contagion de l'exemple. — Penchants contrariés. — Haine de la femme pour le mari. — Influence grande des précepteurs, institutrices, valets, domestiques et servantes.
- D. *Mixtes*. Impuissance du mari. — Défaut d'harmonie des organes copulateurs. — Lenteur de la terminaison de l'acte vénérien chez beaucoup de femmes. — Désir de l'homme de voir partagé par sa compagne le plaisir qu'elle lui procure. — Absence longue du mari ou de l'amant. — Veuvage. — Laideur et infirmités physiques. — Hérédité. — Hasard.
- E. *Religieuses*. Interrogations confessionnelles intempestives. — Livres de piété. — Lectures mystiques. — Autorisations illicites des directeurs.

III. SIGNES

- A. *Physiques*. Teint blafard. — Yeux troubles et tristes — Pupilles dilatées. — Paupières rouges, engorgées, cernées, accollées le matin — Regard fixe, hébété, stupide. — Visage languissant. — Amaigrissement. — Appétit vorace. — Démarche chancelante. — Tremblements partiels ou généraux. — Faiblesse lombaire. — Urines sédimenteuses. — Frissons continus. — Position des mains.
- B. *Intellectuels et moraux*. Tristesse. — Taciturnité. — Amour de la solitude. — Timidité. — Caractère inégal. — Mémoire rebelle, nulle. — Esprit obtus. — Indifférence pour les jeux et la conversation. — Paresse. — Habitude du mensonge. — Caresses exagérées et trop intimes entre jeunes filles, etc.
- C. *Locaux*. Croissance exagérée des organes génitaux. — Déchirure de l'hymen quelquefois. — Humidité, béance de la vulve et du vagin. — Ecoulements. — Sensibilité grande du clitoris. — Excoriations vulvaires. — Corps étrangers. — Rougeur maladive ou aspect blafard de la muqueuse génitale. Ulcération des cicatrices récentes des plaies, etc.

- IV. CONSÉQUENCES.
  - A. *Locales*.
    - 1° *Bénignes*. — Rougeur, excoriations vulvaires. — Vulvite. — Vulvo-vaginite. — Uréthrite. — Dysurie. — Ecoulements vulvaires et vaginaux. — Décoloration de la muqueuse génitale. — Eczéma des cuisses.
    - 2° *Graves*. — Leucorrhées rebelles, abondantes. — Relâchement des ligaments utérins et de la muqueuse du vagin. — Déplacements de la matrice. — Engorgements du col et du corps utérins. — Ulcérations du col. — Hémorrhagies, cancer de l'utérus. — Cystite. — Néphrite. — Incontinence d'urine. — Péritonite traumatique. — Corps étrangers de la vessie et du petit bassin.
  - B. *Générales*.
    - 1° *Sens et système nerveux*. — Troubles de la vue et de l'ouïe. — Epilepsie. — Hystérie. — Catalepsie. — Extase. — Nervosisme. — Chorée. — Nymphomanie. — Encéphalite. — Ramollissements cérébraux et spinaux.
    - 2° *Facultés intellectuelles*. — Distraction. — Incapacité d'un travail soutenu. — Hébétude. — Stupidité. — Mélancolie. — Désespoir. — Imbécillité. — Hypochondrie. — Peur. — Folie paralytique. — Démence. — Suicide. — Aversion du mariage et du coït.
    - 3° *Appareil respiratoire*. — Toux. — Essouflement. — Douleurs thoraciques. — Etoufflements. — Phthisie pulmonaire.
    - 4° *Appareil circulatoire*. — Palpitations. — Arythmies. — Lipothymies. — Gêne précordiale. — Syncopes. — Affections larvées et patentes du cœur. — Chloro-anémie certaine.
    - 5° *Appareil digestif*. — Digestions laborieuses. — Voracité. — Vomissements. — Diarrhées. — Pica. — Malacia. — Gastralgie. — Absorption imparfaite. — Amaigrissement progressif. — Marasme.
- V. TRAITEMENT.
  - A. *Traitement de l'onanisme*.
    - 1° *Prophylaxie*.
      - *a. Précautions physiques*. — Propreté sexuelle. — Traiter les affections cutanées locales et générales. — Eviter les mets épicés, les spiritueux, les drastiques. les emménagogues, les vésicatoires à la cantharide. — Fatigue corporelle. — Gymnastique. — Lit dur. — Sommeil court. — Lever sitôt le réveil. — Natation en été. — Lavages génitaux en hiver, etc.
      - *b Précautions sociales*. — Choix des compagnes. — Surveillance active. — Choix des domestiques — Disposition des tables et des lits, qui permette la vue facile des enfants dans les écoles.
      - *c. Id. Intellectuelles et morales*. — Eviter les vues obcènes, les gestes libidineux, les mots lubriques, le théâtre, les romans. — Education génitale. — Mariage. — Goûts artistiques — Travaux d'esprit.
    - 2° *Traitement proprement dit*.
      - *a. Douceur*. — Surveillance diurne et nocturne. — Persuasion. — Peur. — Eveil de sentiments généreux. — Tableau des suites de la masturbation. — Mariage. — Récompense, chez les enfants, pour un travail fatigant le soir. — *Chez les femmes mariées :* Sentiments de la maternité. - Crainte de la stérilité. — Tableau des maladies des enfants futurs. — Avertissement aux maris ou aux amants.
      - *b. Répression*. — Corrections corporelles. — Infibulation (mauvais moyen). — Camisole de force. — Amputation du clitoris. — Section de ses nerfs. — Ceinture contentive spéciale. — Camphre. — Lupulin. — Bromure de potassium. — Monobromure de camphre.
  - B. *Traitement des suites de l'onanisme*. — Il est du domaine de la thérapeutique générale, lorsque toutefois, la cause est supprimée.

VIENT DE PARAITRE

à la librairie V. Adrien Delahaye et Cie.

LA SPERMATORRHÉE

Par le docteur POUILLET

Dans cette monographie, le docteur Pouillet est arrivé, en un style facile et imagé qui n'appartient qu'à lui, à exposer d'une façon précise et pleine de clarté l'histoire d'une maladie fréquente, bien que peu connue encore, à cause sans doute de sa complexité.

Dans le corps de l'ouvrage l'auteur a généralisé, après les avoir passées au crible d'une saine critique, les opinions des divers médecins qui ont écrit sur la matière, et il a émis des faits nouveaux et excessivement curieux.

Voici le plan du livre du docteur Pouillet :

Après quelques considérations anatomo-physiologiques sur les organes génitaux, il expose la définition, l'antonymie, la synonymie et l'origine de la spermatorrhée; il s'appesantit ensuite sur une question médico-historique qui concerne J.-J. Rousseau, B. Pascal, J. Newton, et Louis XIV, que des auteurs soupçonnèrent de tabescence; il montre l'importance de l'étude de la maladie spermatique, consacre une place à la pathologie comparée et à la spermatorrhée féminine, divise l'espèce humaine selon l'aptitude des diverses classes pour la tabescence, dit quelques mots de l'émission spermatique pour arriver, à la fin du premier chapitre, à diviser la spermatorrhée en deux genres.

Dans le deuxième chapitre, l'écrivain passe en revue, avec détail, les causes locales de l'affection et s'arrête sur deux des origines les plus ordinaires de la maladie, c'est-à-dire la masturbation et les excès sexuels.

Le troisième chapitre est dévolu aux causes générales parmi lesquelles se trouvent la nonsatisfaction des désirs érotiques, la continence, les travaux excessifs d'esprit, l'hérédité, etc.

Le quatrième chapitre traite des phénomènes locaux, pollutions nocturnes et diurnes, physiologiques et pathologiques, avec ou sans plaisir, durant la défécation ou la miction, par excitation ou sans causes appréciables.

La description minutieuse des nombreux phénomènes généraux, c'est-à-dire les conséquences de la spermatorrhée, forme le cinquième chapitre.

Le sixième comprend l'exposé anatomo-pathologique, le diagnostic, la marche, la durée, la terminaison et le pronostic de la maladie.

Le chapitre septième, absorbé par le traitement, se subdivise en trois articles. Dans le premier, l'auteur, reprenant chacune des causes locales, en établit la prophylaxie et la curation, ce qui constitue le traitement préventif de la spermatorrhée, puis il expose la cure de la spermatorrhée produite par cette cause.

Quant aux causes générales, après avoir, comme plus haut, exposé leur prophylaxie et leur destruction, il s'arrête au Nervosisme chronique à prédominance génitale, avec ses deux éléments Asthénie et Eréthisme, tantôt cause, tantôt effet de la tabescence, et qui nécessite des moyens thérapeutiques tout différents selon les cas. Ces moyens divers, l'auteur les passe en revue dans l'article deuxième.

Enfin, l'article troisième se rapporte au traitement complémentaire, aux conseils à donner au spermatorrhéique guéri.

Un Index bibliographique termine cette monographie intéressante et des plus curieuses.

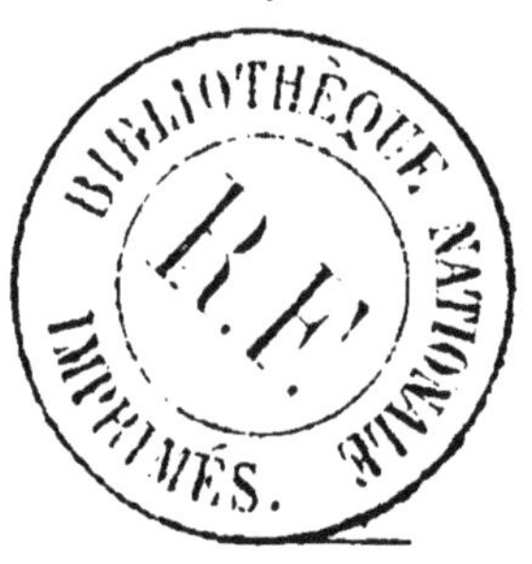

PARIS. — IMPRIMERIE DE E. MARTINET, RUE MIGNON, 2.

EXTRAIT DES PUBLICATIONS

DE LA

LIBRAIRIE ADRIEN DELAHAYE

PARIS, PLACE DE L'ÉCOLE-DE-MÉDECINE

Agenda-Annuaire, ou guide pratique de l'étudiant en médecine, par le docteur FORT. Troisième année. 1 vol. in-32. 1875. . . . 1 fr. 50

Agenda-Formulaire des médecins-praticiens, publié sous la direction de M. le docteur BOSSU, paraissant tous les ans, du 1er au 10 décembre, 1 vol. in-18 de 400 pages, broché. . . . . 1 fr. 75
Reliures depuis 3 fr. jusqu'à 9 fr.

ALLING. **De l'absorption par la muqueuse vésico-uréthrale.** In-8. 1871. Prix. . . . . 1 fr. 50

Almanach général de médecine et de pharmacie, pour la France, l'Algérie et les colonies, publié par l'administration de *l'Union médicale*, paraissant tous les ans du 1er au 10 décembre. 1 vol. in-12 d'environ 600 pages. . . . . 4 fr. »

AMANIEU. **Vertiges, siége et causes.** In-8. 1871. . . . . 1 fr. 50

ANGER (B.). **Pansements des plaies chirurgicales.** In-8 de 230 pages. 1872. Prix. . . . . 3 fr. 50

ANNER. **Études des causes de la mortalité excessive des enfants pendant la première année de leur existence, et des moyens de la restreindre; recherches sur l'infanticide.** 1 v. in-12. 1872. 2 fr. 50

ANNER. **Guide des mères et des nouveau-nés.** Ouvrage couronné par la Société protectrice de l'enfance de Paris en séance publique du 23 janvier 1870. 1 vol. in-18 de 200 pages. . . . . 2 fr.

ARMAINGAUD. **Pneumonies et fièvres intermittentes pneumoniques.** In-8 de 40 pages, et tracés thermographiques. 1872. . . . . 2 fr.

AUDHOUI. **Pathologie générale de l'empoisonnement par l'alcool.** In-8 de 131 pages. Paris, 1868. . . . . 2 fr.

AZÉMA. **De l'ulcère de Mozambique,** suivi d'un rapport lu à la Société de chirurgie de Paris, par M. Aug. CULLERIER, chirurgien de l'hôpital du Midi. In-8 de 87 pages. Paris, 1863. . . . . 2 fr.

AZMI. **Des hémorrhagies dans la cirrhose.** In-8 de 75 pages et 1 planche. 1874. . . . . 2 fr.

BACCELLI, professeur de clinique médicale à l'Université de Rome. **Leçons cliniques sur la Perniciosité**, précédées d'une lettre du professeur TEISSIER (de Lyon), traduites de l'italien par L. JULLIEN, interne des hôpitaux de Lyon, in-8. 1872 . . . . 2 fr.

BACCELLI. **Leçons de clinique médicale**, 2e fascicule : de l'empyème vrai ; de la fièvre subcontinue, traduites de l'italien par L. JULLIEN, interne des hôpitaux de Lyon. 1872 . . . . 2 fr.

BARQUISSEAU. **De l'éclampsie puerpérale**. In-8. 1872. . . . 2 fr.

BARTHAREZ. **Du traitement des hémorrhagies de matrice par le sulfate de quinine**. In-8 de 42 pages. 1872. . . . . 1 fr. 50

BASSAGET. **Le matérialisme et le vitalisme en médecine**, étude comparée. In-8. 1872. . . . . 2 fr.

BAUCHET, chirurgien des hôpitaux de Paris. **Des lésions traumatiques de l'encéphale**. Paris, 1860. In-8 de 200 pages. . . . . 3 fr.

BAUCHET. **Du panaris et des inflammations de la main**. Paris, 1859. 1 vol. in-8. 2e édition, revue et augmentée. . . . . 3 fr. 50

BAZIN, médecin de l'hôpital Saint-Louis, etc. **Leçons sur la scrofule**. considérée en elle-même et dans ses rapports avec la syphilis, la dartre et l'arthritis. 1 vol. in-8. 2e édition, revue et considérablement augmentée. Paris, 1861. . . . . 7 fr. 50

BAZIN. **Leçons théoriques et cliniques sur les affections cutanées parasitaires**, professées à l'hôpital Saint-Louis, rédigées et publiées par POUQUET, revues et approuvées par le professeur. 2e édition, revue et augmentée. 1 vol. in-8 orné de 5 planches sur acier. 1862. . . 5 fr.

BAZIN. **Leçons théoriques et cliniques sur les affections cutanées de nature arthritique et dartreuse**, considérées en elles-mêmes et dans leurs rapports avec les éruptions scrofuleuses, parasitaires et syphilitiques, professées à l'hôpital Saint-Louis par le docteur BAZIN, rédigées et publiées par le docteur Jules BESNIER, revues et approuvées par le professeur. 2e édition, considérablement augmentée. 1868. 1 vol. in-8. Prix. . . . . 7 fr.

BAZIN. **Leçons théoriques et cliniques sur les affections cutanées artificielles et sur la lèpre, les diathèses, le purpura, les difformités de la peau**, etc., professées à l'hôpital Saint-Louis par le docteur BAZIN, recueillies et publiées par le docteur GUÉRARD, revues et approuvées par le professeur. Paris, 1862. 1 vol. in-8. . . . . 6 fr.

BAZIN. **Leçons sur les affections génériques de la peau**, professées à l'hôpital Saint-Louis par le docteur BAZIN, recueillies et publiées par les docteurs BAUDOT et GUÉRARD, revues et approuvées par le professeur. Paris, 1862 et 1865. 2 vol. in-8. . . . . 11 fr.

Le tome II se vend séparément. . . . . 6 fr.

BAZIN. **Examen critique de la divergence des opinions actuelles en pathologie cutanée,** leçons professées à l'hôpital Saint-Louis par le docteur BAZIN, rédigées et publiées par le docteur LANGRONNE, revues et approuvées par le professeur. 1 vol. in-8. Paris, 1866. . . . 3 fr. 50

BAZIN. **Leçons théoriques et cliniques sur la syphilis et les syphilides,** professées à l'hôpital Saint-Louis par le docteur BAZIN, publiées par le docteur DUBUC, revues et approuvées par le professeur. 2e édition considérablement augmentée. 1 vol. in-8 accompagné de 4 magnifiques planches sur acier, figures coloriées. 1866. . . . . 10 fr.
Sépia. . . . . 8 fr.

BAZIN. **Leçons sur le traitement des maladies chroniques en général, et des affections de la peau en particulier, par l'emploi comparé des eaux minérales, de l'hydrothérapie et des moyens pharmaceutiques,** professées à l'hôpital Saint-Louis par le docteur BAZIN, rédigées et publiées par E. MAUREL, interne des hôpitaux, revues par le professeur. 1 vol. in-8 de 480 pages. 1870. Prix : broché, 7 fr.; cartonné en toile. . . . . 8 fr.

BELINA (DE). **De la transfusion du sang défibriné,** nouveau procédé pratique. In-8 de 66 pages. . . . . 2 fr.

BELLOC. **De l'ophthalmie glaucomateuse,** son origine et ses divers modes de traitement. In-8 de 138 pages. Paris, 1867. . . . . 3 fr.

BENNI. **Recherches sur quelques points de la gangrène spontanée** (accidents inopexiques et endartérite hypertrophique). In-8 de 140 pages. Paris, 1867. 2 fr. 50

BÉRENGER-FERAUD. **Traité de l'immobilisation directe des fragments osseux dans les fractures.** 1 vol. in-8 de 768 pages, avec 102 figures dans le texte. 1870. . . . . 10 fr.

— **Traité des fractures non consolidées ou pseudarthroses.** 1 vol. in-8 de 700 pages, avec 102 figures dans le texte. 1871. . . . . 10 fr.

BERGEON. **Recherches sur la physiologie médicale de la respiration** à l'aide d'un nouvel appareil enregistreur, l'anapnographe (spiromètre écrivant). 1er fascicule : **Description de l'anapnographe, ses applications. Considérations générales sur les voies respiratoires. Rôle de la glande lacrymale dans la respiration.** In-8 de 100 pages avec figures intercalées dans le texte. 1869. . . . . 3 fr.

BERGERON (G.). **Des caractères généraux des affections catarrhales aiguës.** In-8 de 73 pages. 1872. . . . . 2 fr.

BERGERON (GEORGES). **Recherches sur la pneumonie des vieillards** (pneumonie lobaire aiguë). In-8 de 80 pages et 1 tableau. Paris, 1866. Prix. . . . . 2 fr. 50

BERTHIER, médecin de l'hospice de Bicêtre. **Des névroses menstruelles, ou la menstruation dans ses rapports avec les maladies nerveuses et mentales.** 1 vol. in-8 de 296 pages. 1874. . . . . 5 fr.

BERTIN, professeur agrégé à la Faculté de médecine de Montpellier. **De la ménopause,** considérée principalement au point de vue de l'hygiène. In-8 de 179 pages. Paris, 1866. . . . . 3 fr.

BERTIN. **Étude clinique de l'emploi et des effets du bain d'air comprimé dans le traitement des maladies de poitrine,** etc. 2e édition. 1 vol. in-8 de 741 pages, et 1 planche. 1868. . . . . . 7 fr. 50

BERTIN. **Étude critique de l'embolie dans les vaisseaux veineux et artériels.** 1 vol. in-8 de 492 pages. 1869. . . . . 8 fr.

BÈS. **De l'érythème noueux dans certaines maladies.** In-8 de 80 pages, 1872. Prix. 2 fr.

BESNIER (JULES). **Recherches sur la nosographie et le traitement du choléra épidémique,** considéré dans ses formes et ses accidents secondaires (épidémies de 1865 et 1866). In-8 de 192 pages, avec figures intercalées dans le texte. Paris, 1867. . . . . 3 fr. 50

BEYRAN. **Leçons sur les maladies des voies urinaires.** In-8 de 35 pages. Paris, 1866. . . . . 1 fr. 25

BIDLOT. **Études sur les diverses espèces de phthisie pulmonaire et sur le traitement applicable à chacune d'elles.** 1 vol. in-8 de 255 pages. Paris, 1868. 4 fr.

BILHAUT. **Étude sur la température dans la phthisie pulmonaire.** In-8 de 51 pages et 4 planches. 1872. . . . . 1 fr. 75

BLANC. **Étude sur le cancer primitif du larynx.** In-8 de 92 pages et 1 planche. 1871. . . . . 2 fr. 50

BLAQUART. **Étude critique sur la digitaline au point de vue chimique et physiologique.** In-8 de 94 pages. 1872. . . . . . . 2 fr.

BŒHM. **De la thérapeutique de l'œil, au moyen de la lumière colorée,** traduit de l'allemand par KLEIN, traducteur de l'*Optique physiologique* de HELMHOLTZ, avec 2 planches coloriées. 1 vol in-8. 1871. 4 fr.

BOILLET (CH.). **Du matérialisme contemporain et de son remède.** In-8. 1872 . . . . 60 cent.

BOILLET. **Malades et médecins.** 1 vol. in-12. . . . . . . 1 fr. 50

BOILLET. **Les instincts des malades peuvent-ils servir à leur guérison?** In-12. . . . . 1 fr. 25

BONNET. **La truffe.** Étude sur les truffes comestibles au point de vue botanique, entomologique, forestier et commercial. Grand in-8 de 144 pages. 1869. . . . . 3 fr. 50

BOREL. **Optique pathologique. Des lunettes après l'opération de la cataracte.** In-8. 1872. . . . . 1 fr.

ENVOI FRANCO PAR LA POSTE, CONTRE UN MANDAT.

BOSSU. **Anthropologie**, étude des organes, des fonctions et des maladies de l'homme et de la femme, contenant l'anatomie, la physiologie, l'hygiène, la pathologie, la thérapeutique et les principales notions de médecine légale. 2 forts vol. in-8 compactes, accompagnés d'un atlas de 20 planches d'anatomie gravées sur acier. *Sixième édition*, revue, corrigée et augmentée. Avec figures noires. 1870. . . . . . . 15 fr.
Avec figures coloriées. . . . . 21 fr.

BOSSU. **Traité des plantes médicinales indigènes**, précédé d'un Cours de botanique. 3ᵉ édit. 1 vol. in-8 et atlas. Avec fig. noires. 1872. 15 fr.
Avec figures coloriées. . . . . 22 fr.

BOURDIN. **Médecine et matérialisme**. In-18 de 16 pages. . . 50 c.

BOURGEOIS. **De la congestion pulmonaire simple**. In-8 de 92 p. 2 fr.

BOURGOIN. **De l'alimentation des enfants et des adultes dans une ville assiégée, et en particulier de la viande de cheval**. In-8. 1 fr.

BOURGOIN. **Du blé, sa valeur alimentaire en temps de siége et de disette**. In-8. . . . . 75 c.

BOURNEVILLE. **Études cliniques et thermométriques sur les maladies du système nerveux**. 1 vol. in-8, accompagné de 40 figures dans le texte. 1872. 1ᵉʳ et 2ᵉ fascicules. Prix de chacun. . . . . 3 fr. 50

BOURNEVILLE et GUÉRARD. **De la sclérose en plaques disséminées**. 1 vol. in-8 de 240 pages avec 10 figures et une planche coloriée. 1869. Prix. . . . . 4 fr.

BOURNEVILLE et VOULET. **De la contracture hystérique permanente**. In-8 de 107 pages. 1872. . . . . 2 fr. 50

BOUSSEAU. **Des rétinites secondaires ou symptomatiques**. 1 vol. in-8 avec 4 planches en chromolithographie. 1868. . . . . 5 fr.

BOYER (JULES). **Guérison de la phthisie pulmonaire et de la bronchite chronique à l'aide d'un traitement nouveau**. *Dixième édition*. In-8 de 136 pages. 1874. . . . . 1 fr. 50

BRÉBANT. **Le charbon**, ou fermentation bactéridienne chez l'homme, physiologie pathologique et thérapeutique rationnelle. In-8 de 140 pages. 1870. . . . . 2 fr.

BRÉBANT. **Choléra épidémique**, considéré comme affection morbide personnelle, physiologie pathologique et thérapeutique rationnelle. 1 vol. in-8. 1868 . . . . 5 fr.

BRIÈRE. **Étude clinique et anatomique sur le sarcome de la choroïde et sur la mélanose intra-oculaire**. 1 vol. in-8 de 250 pages et 4 planches. 1874. . . . . 5 fr.

BRINTON (W.). **Traité des maladies de l'estomac**. Ouvrage traduit par le docteur A. RIANT, précédé d'une Introduction par M. le professeur CH. LASÈGUE 1 vol. in-8 de 520 pages, avec figures dans le texte. 1870. Prix du volume cartonné en toile. . . . . 7 fr.

BRUC (Dr). **Formulaire médical des familles.** 2ᵉ édition. 1 vol. in-12 de 595 pages. 1872. 5 fr.

BRUC (Dr). **Guérison du cancer.** Découverte d'un traitement spécifique. 2ᵉ édition. In-8. 1874. 2 fr.

BRUNELLI, professeur libre d'électrothérapie. **Album illustré, représentant la topographie névro-musculaire, ou les points d'élection pour la pratique de la thérapie galvano-faradique.** 1872. 15 fr.

BURILL. **De l'ivrognerie et des moyens de la combattre.** In-8 de 88 pages. 1872. . . . . 2 fr.

BUYS (Léopold). **Traitement des kystes de l'ovaire, du pyothorax, de l'hydrothorax, des plaies, etc., par la compression et l'aspiration continues ; procédés et appareils nouveaux.** 1 vol. in-8, avec 3 grandes planches lithographiées et coloriées. 1871. . . . . . 3 fr.

CAIZERGUES. **Les microzymas ; ce qu'il faut en penser.** In-8 de 84 pages et 5 planches. 1871. . . . . 3 fr. 50

CAMPOS BAUTISTA. **De la galvanocaustique chimique comme moyen de traitement des rétrécissements de l'urèthre.** In-4 de 162 pages avec figures dans le texte. 1870. . . . . 3 fr. 50

CARLET. **Du rôle des sciences accessoires et en particulier des sciences exactes en médecine.** In-8 de 63 pages. 1872. . . . . . . 2 fr.

CARRIÈRE. **De la tumeur hydatique alvéolaire** (tumeur à échinocoques multiloculaire). In-8 de 190 pages, avec 1 planche en chromolithographie. Paris, 1868. . . . . 3 fr. 50

CASTAN. **Traité élémentaire des diathèses.** 1 vol. in-8, 467 pages. 6 fr.

CASTAN. **Traité élémentaire des fièvres.** 2ᵉ édition. 1 vol. in-8. 7 fr.

CAZENAVE (A.), ancien médecin de l'hôpital Saint-Louis. **Pathologie générale des maladies de la peau.** 1 vol. in-8. 1868. . . . . . 7 fr.

CERVIOTTI. **Étude sur les vêtements chez l'homme et chez la femme dans leurs rapports avec l'hygiène.** In-8 de 86 pages. . . . 2 fr.

CHALLAND. **Étude expérimentale et clinique sur l'absinthisme et l'alcoolisme.** In-8. 1871. . . . . 2 fr.

CHALVET. **Des moyens pratiques d'obvier à la mortalité des enfants nouveau-nés.** In-8. 1870. . . . . 1 fr.

CHANTREUIL. **Études sur les déformations du bassin chez les cyphotiques au point de vue de l'accouchement.** In-8 de 167 pages et figures dans le texte. 1869. . . . . 3 fr.

CHANTREUIL. **Du cancer de l'utérus au point de vue de la conception, de la grossesse et de l'accouchement.** In-8 de 96 pages. . 2 fr. 50

CHANTREUIL. **Des applications de l'histologie à l'obstétrique.** 1 vol. in-8 de 190 pages. 1872. . . . . 3 fr. 50

CHARAZAC, docteur en médecine, etc. **La clef du diagnostic,** ou *Vade mecum* de l'élève et du praticien. Séméiologie, description, traitement. 1866. 1 vol. in-12 de 470 pages.. . . . . 5 fr.

CHARCOT, professeur à la Faculté de médecine de Paris, médecin de l'hospice de la Salpêtrière, etc. **Leçons cliniques sur les maladies des vieillards et les maladies chroniques,** recueillies et publiées par le docteur BALL, professeur agrégé à la Faculté de médecine de Paris, etc. 1868. 1 vol. in-8 avec figures intercalées dans le texte, et 5 planches en chromolithographie, avec un joli cartonnage en toile.. . . . . 8 fr.

2e série, publiée par le docteur CH. BOUCHARD. Deux fascicules sont en vente.
Prix du 1er fascicule. 1 fr.
Prix du 2e fascicule. 2 fr.

CHARCOT. **Leçons sur les maladies du système nerveux,** recueillies et publiées par le docteur BOURNEVILLE. 1 vol. in-8 avec figures intercalées dans le texte, et 10 planches en chromo. 2e édition, revue et corrigée. 1875.. . . . . 10 fr.

CHARPENTIER. **Étude sur le scorbut en général, l'épidémie de 1871** en particulier. In-8. . . . . 1 fr. 75

CHARPENTIER (A.), professeur agrégé à la Faculté de Paris, etc. **De l'influence des divers traitements sur les accès éclamptiques.** In-8 de 148 pages. 1872. . . . . 3 fr.

CHARVOT. **Température, pouls, urines dans la crise et la convalescence de quelques pyrexies, pneumonie, fièvre typhoïde, rhumatisme articulaire.** In-8 de 62 pages et 14 planches. . . . 2 fr. 50

CHAVÉE. **Petit essai philosophique de médecine pratique,** à l'adresse des gens instruits. 1 vol. in-8. 1870. . . . . 5 fr.

CHEREAU. **Le Parnasse médical français,** ou Dictionnaire des médecins poëtes de la France, anciens ou modernes, morts ou vivants. 1 joli vol. in-12 de 552 pages. 1874. . . . . 7 fr.

CHÉRON (JULES) et MOREAU-WOLF. **Des services que peuvent rendre les courants continus constants dans l'inflammation, l'engorgement et l'hypertrophie de la prostate.** In-8 de 31 pages. . . 1 fr.

CHEVALIER (ARTHUR). **L'étudiant micrographe.** Traité théorique et pratique du microscope et de ses préparations. Ouvrage orné de planches représentant 300 infusoires et de 200 figures dans le texte. 2e édition, augmentée des applications à l'étude de l'anatomie, de la botanique et de l'histologie, par MM. ALPHONSE DE BREBISSON, HENRI VAN HEURCK et G. POUCHET. 1 vol. in-8 de 563 pages. 1865.. . . . . 7 fr. 50

CHEVALIER. **Manuel de l'étudiant oculiste,** traité de la construction et de l'application des lunettes pour les affections visuelles. 1 vol. in-18 jésus de 300 pages et 90 figures intercalées dans le texte. Paris, 1868. 3 fr.

CLAPARÈDE. **Inflammation et catarrhe de la vessie, gravelle, des divers moyens de combattre ces affections.** 1 vol. in-8 de 268 pages avec 60 figures intercalées dans le texte et 3 planches. 1872. . 5 fr.

COLES (O.). **Manuel de prothèse, ou mécanique dentaire,** traduit de l'anglais et annoté par le docteur G. Darin. 1 vol. in-8 de 278 pages et 150 figures dans le texte. 1874. . . . . 6 fr.

COLETTE. **Sur une forme d'arthropathie.** In-8 de 56 pages. 1 fr. 50

Comptes rendus des séances et Mémoires de la Société de biologie.
1re série. Tome III, avec planches, figures noires et coloriées. 15 fr.
— — IV . . . . 10 fr.
— — V. 7 fr.
2e — 5 vol. à. . . . . 5 fr.
3e — 5 vol. à. . . . . 5 fr.
4e — Tomes I à III. . . . . 5 fr.
4e — Tome IV. . . . . 7 fr.
4e — Tome V. . . . . 7 fr.
5e — Tomes I à IV. . . . . 7 fr.

Nota. — Les 2e et 3e séries, et les tomes Ier et IIIe de la 4e série pris ensemble, 13 volumes avec planches noires et coloriées. . . . 50 fr.

Conférence médicale de Paris. Discussion sur la variole et la vaccine, par MM. Caffe, Dally, Gallard, Marchal (de Calvi), Lanoix, Tardieu, Revillout, etc. 1 vol. in-8 de 192 pages. 1871. . . . . . . 3 fr. 50

CORNILLON. **Des accidents des plaies pendant la grossesse et l'état puerpéral.** In-8 de 70 pages. 1871. . . . . 2 fr.

COURTAUX. **De la fièvre syphilitique.** In-8 de 75 pages. . . . 2 fr.

COUYBA. **Des troubles trophiques consécutifs aux lésions traumatiques de la moelle et des nerfs.** In-8, 66 pages. 1871 . . . 2 fr.

CREVAUX. **De l'hématurie chyleuse ou graisseuse des pays chauds.** In-8 de 62 pages. 1873. . . . . 2 fr.

CULOT. **De l'inflammation primitive aiguë de la moelle des os.** In-8. 1871 . . . . 2 fr.

DANET. **De l'alcool dans le traitement des maladies puerpérales,** suites de couches et de la résorption purulente. In-8 de 36 pag. 1 fr. 25

DANET. **Des infiniment petits rencontrés chez les cholériques** : étiologie, prophylaxie et traitement du choléra. 1 vol. in-8 de 160 pages et 8 planches. 1874. . . . . 5 fr.

DAUDÉ. **Traité de l'érysipèle épidémique.** 1 vol. in-8 de 344 pages. 1867. (*Ouvrage récompensé par l'Académie de médecine.*). . . . 5 fr. 50

DEBRAY. **De l'eucalyptus globulus.** In-8. 1872. . . . 2 fr.

DÉCLAT. **De la curation des maladies de la peau**, spécialement des maladies comprises sous le nom de *dartres*, à l'aide de la nouvelle médication phéniquée. In-12. 1872. . . . . 2 fr.

DÉCLAT. **De la curation du charbon, de la cocotte** et des principales maladies qui sévissent sur les bœufs, les moutons, les chevaux, et les cochons à l'aide de la nouvelle médication à l'acide phénique. 2e éd. 2 fr.

DÉCLAT. **Observations sur la curation des maladies organiques de la langue**, précédées de considérations sur les causes et le traitement des affections cancéreuses en général. 1 fort vol. in-8. 1868. . . . 8 fr.

DÉCLAT. **Nouvelles applications de l'acide phénique en médecine et en chirurgie aux affections occasionnées par les microphytes, les microzoaires, les virus, les ferments**, etc. 2e édition. 1 vol. in-12 de 1070 pages. 1874. 7 fr.
Par la poste. . . . . 8 fr.

DELAPORTE. **De la gastrotomie dans les étranglements internes.** In-8 de 80 pages. 1872. 2 fr.

DELBARRE. **De la dénudation des artères.** In-8 de 66 pages. 1 fr. 50

DELFAU. **Déontologie médicale.** Devoirs et droits des médecins vis-à-vis de l'autorité, de leurs confrères et du public. Ouvrage couronné. 1 vol. in-12 de 316 pages. 1868. . . . . 4 fr.

DELENS. **De la communication de la carotide et du sinus caverneux** (anévrysme artérioso-veineux). In-8 de 90 pages, avec 2 planches coloriées. 1870. 3 fr. 50

DELENS. **De la sacro-coxalgie.** 1 vol. in-8 de 118 pages et 2 pl. 3 fr.

DEMEULES, interne des hôpitaux de Paris, etc. **Pronostic et traitement des fractures de jambe compliquées de plaie.** In-8. . . . . 2 fr.

DEPAUL. **Leçons de clinique obstétricale** professées à l'hôpital des Cliniques, rédigées par M. le docteur DE SOYRE, chef de clinique. 1 vol. in-8 avec figures intercalées dans le texte. Prix de l'ouvrage complet pour les souscripteurs. . . . . 14 fr.

DEPAUL. **Sur la vaccination animale.** In-8. . . . . 2 fr.

DEPAUL. **De la rétention d'urine chez l'enfant pendant la vie fœtale**, étudiée surtout comme cause de dystocie. In-8. . . . . . 1 fr. 50

DEPAUL. **Rapport sur des accidents graves** suite de la vaccination, qui se sont produits dans le département du Morbihan. In 8. . . 50 cent.

DERLON. **De l'influence des progrès des sciences sur la thérapeutique.** Étude des connaissances chimiques et pharmacologiques nécessaires au traitement des maladies. 1 vol. in-8 de 174 pages. . . 3 fr.

DEROYE. **Étude théorique et pratique de l'albuminurie et de quelques néphrites.** In-8 de 55 pages. 1874. . . . . 1 fr. 50

ENVOI FRANCO PAR LA POSTE, CONTRE UN MANDAT.

★

DESNOS. **Considérations sur le diagnostic, le pronostic et la thérapeutique de quelques-unes des principales formes de la variole.** Grand in-8 de 8 pages. . . . . 50 c.

DESNOS et HUCHARD. **Des complications cardiaques dans la variole et notamment de la myocardite varioleuse.** In-8. . . . 1 fr. 50

DESPRÉS, chirurgien de l'hôpital de Lourcine, professeur agrégé, etc. **Traité iconographique de l'ulcération et des ulcères du col de l'utérus.** 1 vol. in-8, avec planches lithographiées et coloriées. . 5 fr.

DIEULAFOY. **De la contagion.** In-8 de 148 pages. 1872. . . . 3 fr.

DOLBEAU, professeur à la Faculté de médecine de Paris, chirurgien des hôpitaux, etc. **Traité pratique de la pierre dans la vessie.** 1 vol. in-8 de 424 pages, avec 14 figures dans le texte. Paris, 1864. . 7 fr.

DUBREUIL (E.). **Étude anatomique et histologique sur l'appareil générateur du genre Helix.** In-8 de 60 pages et 1 planche. . . 2 fr.

DUFOUR (E.). **De l'encombrement des asiles d'aliénés,** étude sur l'augmentation toujours croissante de la population des asiles d'aliénés ; ses causes, ses inconvénients, et des moyens d'y remédier. Mémoire couronné par la Société de médecine de Gand. In-8 de 107 pages. 2 fr.

DUPIERRIS, **De l'efficacité des injections iodées dans la cavité de l'utérus pour arrêter les métrorrhagies qui succèdent à la délivrance,** et de leur action comme moyen préservatif de la fièvre puerpérale. In-8 de 96 pages. 1870. . . . . 2 fr.

DUPUY (Paul). **Du libre arbitre.** Grand in-8 de 64 pages. . . . 2 fr.

DUSART. **Recherches expérimentales sur le rôle physiologique et thérapeutique du phosphate de chaux.** 1 vol. in-12 de 158 pag. 2 fr.

EMIN. **Études sur les affections glaucomateuses de l'œil.** 1 vol. in-8 de 131 pages, avec 4 planches coloriées. 1870. . . . . . . 5 fr.

EUSTACHE. **Apprécier l'influence des travaux modernes sur la connaissance et le traitement des maladies virulentes en général.** In-8 de 90 pages. 1872. . . . . 2 fr. 50

FAID. **Des troubles de la sensibilité générale dans la période secondaire de la syphilis,** et notamment de l'analgésie syphilitique. In-8 de 132 pages. 1870. . . . . 3 fr. 50

FANO, professeur agrégé à la Faculté de médecine de Paris. **Traité élémentaire de chirurgie.** 2 forts vol. in-8 avec 307 figures dans le texte. 1869-72. 28 fr.

FANO, professeur agrégé à la Faculté de médecine de Paris, etc. **Traité pratique des maladies des yeux,** contenant des résumés d'anatomie des divers organes de l'appareil de la vision. Illustré d'un grand nombre de figures intercalées dans le texte et de 20 dessins en chromolithographie. 1866. 2 vol. in-8. . . . . 17 fr.

FERRAS. **De la laryngite syphilitique.** In-8 de 86 pages. . . . 2 fr.

FIGUEROA. **Des obstacles que le col utérin peut apporter à l'accouchement.** In-8 de 99 pages. . . . . 2 fr.

FISCHER et BRICHETEAU. **Traitement du croup**, ou angine laryngée diphthéritique. 2e édition, revue et augmentée. In-8 de 120 pages. Paris, 1863. . . . . 2 fr. 50

FLAMAIN. **Étude sur les procédés opératoires applicables à l'amputation tibio-tarsienne.** In-8. . . . . 1 fr. 50

FORT. **Anatomie descriptive et dissection**, contenant un précis d'embryologie, la structure microscopique des organes et celle des tissus. 2e édition très-augmentée. 3 vol. in-12, avec 662 figures intercalées dans le texte. 1868. . . . . 25 fr.

FORT. **Manuel d'anatomie.** Deuxième édition du résumé d'anatomie, revue, corrigée et augmentée. 1 vol. in-18 de 824 pages avec 151 figures dans le texte. 1875. . . . . 7 fr. 50

FORT. **Traité élémentaire d'histologie.** 2e édition. 1 vol. in-8 avec 500 figures intercalées dans le texte. 1872. . . . . 14 fr.

FORT. **Pathologie et clinique chirurgicales.** 2e édition, corrigée et considérablement augmentée. 2 vol. in-8 avec 542 figures intercalées dans le texte. 1873. . . . . 25 fr.

Cartonné. . . . . 27 fr.

FOUCHER, professeur agrégé à la Faculté de médecine de Paris, chirurgien des hôpitaux, etc. **Traité du diagnostic des maladies chirurgicales**, avec appendice, et **Traité des tumeurs**, par A. Desprès, professeur agrégé à la Faculté de médecine de Paris, chirurgien des hôpitaux. 1 vol. in-8 de 1162 pages et 57 figures intercalées dans le texte, avec un joli carton. en toile. 1866-69. . . . . 18 fr.

FOUILLOUX. **Essai sur le pansement immédiat des plaies d'amputation par le perchlorure de fer.** In-8 de 57 pages. . . . . 1 fr. 50

FOURCY (Eugène de), ingénieur en chef du corps des mines. **Vade-mecum des herborisations parisiennes**, conduisant sans maître aux noms d'ordre, de genre et d'espèce de toutes les plantes spontanées ou cultivées en grand dans un rayon de 25 lieues autour de Paris. 5e édition, comprenant les mousses et les champignons. 1 vol. in-18 de 309 pages. 1872 Prix. . . . . 4 fr. 50

FOURNIÉ (Édouard). **Physiologie de la voix et de la parole.** 1 vol. in-8 de 816 pages, avec figures dans le texte. 1866. . . . . . . 10 fr.

FOURNIÉ (Éd.). **Physiologie du système nerveux cérébro-spinal d'après l'analyse physiologique des mouvements de la vie.** 1 vol. in-8 de 832 pages, avec un joli carton. en toile. 1872. . . . . . . 12 fr.

FOURNIER (ALFRED), professeur agrégé, médecin de l'hôpital de Lourcine. **Leçons cliniques sur la syphilis**, étudiée plus particulièrement chez la femme. 1 fort vol. in-8 avec tracés sphygmographiques. 1873. 15 fr.

FOURNIER (ALFRED). **Fracastor : la Syphilis, 1530; le Mal français, 1546**; traduction et commentaires. 1 vol. in-12 de 210 pages. 2 fr. 50

FOURNIER. **Diagnostic général du chancre syphilitique**. Leçon recueillie et rédigée par GRIPAT, interne des hôpitaux. . . . . . . 1 fr. 25

FOURNIER. **Note sur un cas de gomme syphilitique**. . . . 50 cent.

FREDET. **Étude médico-légale des effets de la foudre sur l'homme.** Lésions anatomiques observées sur le cadavre d'un foudroyé. 75 cent.

FREIDREICH. **Traité pratique des maladies du cœur.** Ouvrage traduit de l'allemand par les docteurs DOYON et LORBER. 1 vol. in-8. . . . 9 fr.

GAILLETON. **Traité élémentaire des maladies de la peau.** 1 vol. in-8 de 304 pages. 1874. . . . . 6 fr.

GALICIER. **Théorie de l'unité vitale.** Première partie : **Physiologie unitaire.** In-8 de 204 pages. 1869. . . . . 3 fr. 50

Deuxième partie : **Pathologie unitaire.** In-8 de 420 pages. 1869. Prix. . . . . 6 fr.

GARROD. **La goutte**, sa nature, son traitement, et **le rhumatisme goutteux**, ouvrage traduit par A. OLLIVIER, professeur agrégé à la Faculté de médecine de Paris, et annoté par J.-M. CHARCOT, professeur agrégé à la Faculté de médecine de Paris, médecin de l'hospice de la Salpêtrière, etc. 1867. 1 vol. in-8 de 710 pages, avec 26 figures intercalées dans le texte, et 8 planches coloriées. . . . . 12 fr.

Avec un joli cartonnage en toile. . . . . 13 fr.

GAUTIER (JULES). **De la fécondation artificielle dans le règne animal,** et de son emploi contre la stérilité. 1 vol. in-12 de 46 pages. . 1 fr.

GEORGESCO. **Du scorbut.** Épidémie observée pendant le siége de Paris. In-8 de 76 pages. . . . . 2 fr.

GIGARD. **Deux points de l'histoire du favus.** In-8 de 51 pages et 2 planches. . . . . 2 fr.

GIMBERT. **L'eucalyptus globulus**, son importance en agriculture, en hygiène et en médecine. Grand in-8 de 102 pages et 3 planches. 3 fr. 50

GIRALDÈS, chirurgien de l'hôpital des enfants, etc. **Leçons cliniques sur les maladies chirurgicales des enfants**, recueillies et publiées par MM. BOURNEVILLE et BOURGEOIS, revues par le professeur. 1 fort vol. in-8 accompagné de figures dans le texte. Cartonné en toile. 1869. 14 fr.

GIRARD. **Les matières glucogènes et les sucres au point de vue chimique et physiologique.** In-8 de 80 pages. . . . . 2 fr. 50

GIRAUD. **Du délire dans le rhumatisme articulaire aigu.** In-8 de 110 pages. 1872. 2 fr.

GIRAULT. **Étude sur la génération artificielle dans l'espèce humaine.** In-8 de 16 pages. 1869. . . . . 1 fr.

GLATZ. **Résumé clinique sur le diagnostic et le traitement des différentes espèces de néphrites et de la dégénérescence amyloïde des reins.** In-8 de 62 pages et 2 planches. 1872. . . . . 2 fr.

GOSSELIN, professeur de clinique chirurgicale à la Faculté de médecine de Paris, etc. **Leçons sur les hernies,** professées à la Faculté de médecine de Paris, recueillies et publiées par le docteur Léon Labbé, professeur agrégé, chirurgien du Bureau central. 1 vol. in-8 de 500 pages, avec figures dans le texte. 1864. . . . . 7 fr.

GOSSELIN. **Leçons sur les hémorrhoïdes.** 1 vol. in-8. 1866. . 5 fr.

GOURVAT. **Physiologie expérimentale sur la digitale et la digitaline.** In-8. 1871. . . . . 2 fr.

GRAEFE (De). **Des paralysies du muscle moteur de l'œil,** traduit de l'allemand par A. Sichel, revu par le professeur. 1 vol. in-8 de 220 pages. 1871. . . . . 3 fr. 50

GRANCHER. **De l'unité de la phthisie.** In-8. 1873. . . . . 1 fr. 50

GRAVES. **Leçons de clinique médicale,** ouvrage traduit et annoté par le docteur Jaccoud, précédé d'une introduction par le professeur Trousseau. 3e édition. 2 vol. in-8. 1871. . . . . 20 fr.

GREMION-MENUAU. **Étude sur la réduction de luxations anciennes d'origine traumatique par les machines.** In-8 de 62 pages avec 2 planches dans le texte. . . . . 2 fr.

GRIESINGER, professeur de clinique médicale et de médecine mentale à l'Université de Berlin. **Des maladies mentales et de leur traitement.** Ouvrage traduit de l'allemand sous les yeux de l'auteur par le docteur Doumic, accompagné de notes par M. le docteur Baillarger, médecin de la Salpêtrière, membre de l'Académie de médecine. 1 vol. in-8. Paris, 1868. . . . . 9 fr.

GUÉNEAU DE MUSSY. **Clinique médicale de l'Hôtel-Dieu.** 2 vol. in-8. 1874-1875. . . . . 24 fr.

GUÉNIOT. **De l'opération césarienne à Paris,** et des modifications qu'elle comporte dans son exécution. In-8. . . . . 75 c.

GUÉNIOT. **De la guérison par résorption des tumeurs dites fibreuses de l'utérus.** In-8. . . . . 50 cent.

GUICHARD (Ambroise). **Recherches sur les injections utérines en dehors de l'état puerpéral.** Grand in-8 de 184 pages. . . 3 fr. 50

HALLOPEAU. **Des accidents convulsifs dans les maladies de la moelle épinière.** In-8. 1871. . . . . 2 fr.

HAMEL. **Du rash variolique** (*Variolus rash* des Anglais). In-8 de 100 pages. 1870. . . . . 2 fr.

HAYEM. **Études sur le mécanisme de la suppuration.** In-8 de 32 pages. 1871. . . . . 1 fr.

HAYEM. **Des hémorrhagies intra-rachidiennes.** In-8 de 232 pag. 4 fr.

HŒPFFNER. **De l'urine dans quelques maladies fébriles.** In-8 de 94 pages et 8 tableaux. 1872 . . . . 2 fr. 50

HERVIEUX, médecin de la Maternité de Paris. **Traité clinique et pratique des maladies puerpérales,** suites de couches. 1 vol. in-8 de 1165 pages, avec figures dans le texte. 1872. Le volume cartonné. . 16 fr.

HESTRÉS. **Étude sur le coup de chaleur,** maladie des pays chauds. In-8 de 135 pages. 1872. . . . . 2 fr. 50

HUCHARD. **Étude sur les causes de la mort dans la variole.** In-8 de 70 pages. 1872. . . . . 2 fr.

HUTIN et BOTTENTUIT. **Guide des baigneurs aux eaux minérales de Plombières.** 1 vol. de 224 pag. avec fig. dans le texte. Cart. 2 fr. 50

HYBORD. **Du zona ophthalmique et des lésions oculaires qui s'y rattachent.** In-8 de 160 pages et 4 planches. . . . . 3 fr. 50

INZANI. **Recherches sur la terminaison des nerfs dans les muqueuses des nerfs, dans les muqueuses des sinus frontaux et maxillaire.** In-8. . . . . 75 cent.

JACCOUD, professeur agrégé à la Faculté de médecine de Paris, médecin de l'hospice Saint-Antoine, etc. **Etude de pathogénie et de sémiotique, les paraplégies et l'ataxie du mouvement,** etc. 1 fort vol. in-8. Paris, 1864. . . . . 9 fr.

JACCOUD, professeur agrégé à la Faculté de médecine de Paris. **Traité de pathologie interne.** 2 vol. in-8 avec 33 planches en chromolithographie. 4e édition. 1875. . . . . 25 fr.

JACCOUD. **Leçons de clinique médicale** faites à l'hôpital Lariboisière. 2e édition. 1 vol. in-8 accompagné de 10 planches en chromolithographie. 1874. Cartonné. . . . . 16 fr.

JACCOUD. **Leçons de clinique médicale,** faites à l'hôpital de la Charité. 1 fort vol. in-8 de 878 pages, avec 29 figures et 11 planches en chromolithographie. 3e édit., avec un joli cartonnage en toile. 1874. 16 fr.

JOB. **Malades et blessés** : ambulance de l'hôpital Rothschild pendant le siége de Paris. In-8. . . . . 1 fr. 50

LABORDE. **Le ramollissement et la congestion du cerveau principalement considérés chez le vieillard.** Étude clinique et pathogénique. 1 vol. in-8 de 420 pages, avec planche coloriée contenant 6 figures. Paris, 1866 . . . . 6 fr.

LACASSAGNE. **De la putridité morbide et de la septicémie.** Histoire des théories anciennes et modernes. In-8 de 138 pages. . . 3 fr. 50

LAFFITTE (L.). **Essai sur les aphonies nerveuses et réflexes.** In-8 de 70 pages. 1872. . . . . 2 fr.

LAFITTE. **Des kystes des parties molles de la jambe.** In-8 de 80 pages. 1872. . . . . 2 fr.

LAMBERT (De). **De l'emploi des affusions froides dans le traitement de la fièvre typhoïde et des fièvres éruptives.** In-8 de 75 pag. 2 fr.

LAMBLIN. **Étude sur la lèpre tuberculeuse, ou éléphantiasis des Grecs.** 1 vol. in-8, ouvrage orné de gravures dans le texte. 3 fr. 50

LANCEREAUX. **De la maladie expérimentale comparée à la maladie spontanée.** In-8 de 132 pages. 1872. . . . . 2 fr. 50

LANDRIEUX, **Des pneumopathies syphilitiques,** In-8 de 80 pag. 2 fr.

LANGLEBERT **La syphilis dans ses rapports avec le mariage.** 1 vol. in-12. 1873. 3 fr. 50

LARGUIER DES BANCELS. **Étude sur le diagnostic et le traitement chirurgical des étranglements internes.** In-8 de 144 pages.. 3 fr.

LARRIEU. **Des hémorrhagies rétiniennes.** In-8 de 118 pages. 2 fr. 50

LARROQUE. **Traitement complémentaire et prophylactique du lymphatisme et de la scrofule confirmée.** 64 observations à l'appui. 1 vol. in-8. 1871 . . . . 3 fr. 50

LASSERRE. **Étude sur l'isolement considéré comme moyen de traitement dans la folie.** In-8 de 88 pages. . . . . 2 fr.

LAURENT (Ch.). **De l'hyoscyamine et de la daturine,** étude physiologique, application thérapeutique. Grand in-8 de 123 pag. avec fig. 3 fr.

LAVAL. **Essai critique sur le delirium tremens.** In-8 de 85 pag. 2 fr.

LEBER et ROTTENSTEIN. **Recherches sur la carie dentaire.** 1 vol. in-8 de 130 pages et 2 planches lithographiées. Paris, 1868. . . . 3 fr.

LE BŒUF. **Étude critique sur l'expectation dans la pneumonie.** Grand in-8 de 98 pages. 1870. . . . . 2 fr.

LE BRET, président de la Société d'hydrologie médicale de Paris, etc. **Manuel médical des eaux minérales.** 1 vol. in-12 de 555 pages. 1874. Prix.. . . . . 5 fr. 50

LEGRAND DU SAULLE. **Traité de médecine légale et de jurisprudence médicale.** 1 fort vol. in-8 de 1268 pages. 1874. . . . . . . 18 fr.

LERICHE. **Du spina bifida crânien.** In-8, avec figures. . . . . 2 fr.

LETEINTURIER. **Du danger des opérations pratiqués sur le col de l'utérus.** In-8 de 39 pages. 1872. . . . . 1 fr. 50

LETEURTRE. **Documents pour servir à l'histoire du seigle ergoté.** In-8 de 107 pages. 1871. . . . . 2 fr. 50

LETONA. **Étude comparative des fièvres palustres.** In-8 de 137 pages. 1872. . . . . 2 fr. 50

LEVI. **Diagnostic des maladies de l'oreille.** In-8 avec 3 planches en chromolithographie. 1872. . . . . 3 fr. 50

LOOMANS. **De la liberté humaine** considérée dans la vie intellectuelle et dans ses rapports avec le matérialisme. In-8 de 52 pages. 50 cent.

LOUSTAU. **Voies urinaires.** Étude sur la divulsion des rétrécissements du canal de l'urèthre (procédés de MM. Holt et Voillemier). In-8 de 91 pages et 2 planches. 1872. . . . . 2 fr. 50

MAGNAN. **Étude expérimentale et clinique sur l'alcoolisme** (alcool et absinthe, épilepsie absinthique). In-8 de 46 pages. . . . . . 2 fr.

MAGNAN. **De l'alcoolisme, des diverses formes du délire alcoolique** et de leur traitement. In-8 de 289 pages avec figures dans le texte. 1874. Prix. . . . . 5 fr.

Cartonné. . . . . 6 fr.

MALASSEZ. **Étude sur le molluscum.** In-8 avec 3 planches. . . 2 fr.

MALHERBE. **De la fièvre dans les maladies des voies urinaires.** Recherches sur ses rapports avec les affections du rein. 1 vol. in-8 accompagné de nombreuses courbes thermiques. 1872. . . . 3 fr. 50

MALLEZ et DELPECH. **Thérapeutique des maladies de l'appareil urinaire.** 1 vol. in-8. 1872. . . . . 7 fr. 50

MALLEZ et A. TRIPIER. **De la guérison durable des rétrécissements de l'urèthre par la galvanocaustique chimique.** Mémoire couronné par l'Académie de médecine. In-8 de 35 pages, avec figures dans le texte. *Deuxième édition*. 1870. . . . . 2 fr.

MARTIN (Gustave). **Études sur les plaies artérielles de la main et de la partie antérieure de l'avant-bras.** In-8 de 88 pages. . 2 fr.

MARTIN. **De la circoncision,** avec un nouvel appareil inventé par l'auteur pour faire la circoncision. Nouveau procédé pour le débridement du phimosis congénital. Grand in-8 de 88 pages. . . . . 2 fr.

MASSEY (Lucien). **Mémoires sur le traitement médical et la guérison des affections cancéreuses,** suivi d'une Note sur le traitement de la syphilis, In-8 de 30 pages. . . . . 1 fr.

MATTEI, **Clinique obstétricale,** ou Recueil d'observations et statistiques. Paris, 1862 et 1871. 6 vol. in-8. . . . . 24 fr.

MAURIAC, médecin de l'hôpital du Midi. **Mémoire sur les affections syphilitiques précoces du système osseux.** In-8 de 100 pages. 2 fr.

MAURIAC. **Mémoire sur le paraphimosis.** In-8 de 48 pages. 1 fr. 50

MERCIER. **Traitement préservatif et curatif des sédiments de la gravelle, de la pierre urinaires, et de diverses maladies dépendant de la diathèse urique.** 1 vol. in-12 avec fig. intercalées dans le texte. 1872. 7 fr. Cart. . . . . 8 fr.

MICHAUD. **Sur la méningite et la myélite dans le mal vertébral.** Recherches d'anatomie et de physiologie pathologiques. 1 vol. in-8 de 88 pages et 3 planches. . . . . 2 fr. 50

MICHALSKI. **Étude sur la première dentition.** In-8 de 67 pages. 2 fr.

MISSET. **Étude sur la pathologie des glandes sébacées.** In-8 de 120 pages avec 4 planches. 1872. . . . . 3 fr. 50

MOILIN. **Leçons de médecine physiologique.** 1 vol. in-8 de 296 pages. Paris, 1866.. 3 fr. 50

MOILIN. **Médecine physiologique**; maladies des voies respiratoires, maladies des fosses nasales, de la gorge, du larynx et de la poitrine. 1 vol. in-8 de 307 pages. 1867. . . . . 4 fr.

MONCOQ. **Transfusion instantanée du sang.** Solution théorique et pratique de la transfusion médiate et de la transfusion immédiate chez les animaux et chez l'homme. 1 vol. in-8 de 378 pages avec 7 figures intercalées dans le texte et 1 planche. 1874. . . . . 6 fr.

MONTEILS. **Histoire de la vaccination**; recherches historiques et critiques sur les divers moyens de prophylaxie thérapeutique employés contre la variole depuis l'origine de celle-ci jusqu'à nos jours. 1 vol. in-8 de 422 pages. 1874. . . . . 7 fr.

MORDRET. **Traité pratique des affections nerveuses et chloro-anémiques** considérées dans les rapports qu'elles ont entre elles. Paris, 1861. 1 vol. in-8 de 496 pages. . . . . 6 fr.

MOREAU-WOLF. **Des rétrécissements de l'urèthre et de leur guérison radicale et instantanée par un procédé nouveau,** la *divulsion rétrograde.* Grand in-8 de 100 pages, avec figures dans le texte. 3 fr.

MOURA. **Angines aiguës ou graves**; origine, nature, traitement. In-8 de 68 pages. 1870. . . . . 2 fr.

MOUTARD-MARTIN, médecin de l'hôpital Beaujon. **La pleurésie purulente et son traitement.** 1 vol. in-8. 1872. . . . . 4 fr.

MURON. **Pathogénie de l'infiltration de l'urine.** In-8 de 72 pages. 2 fr.

NADAUD. **Paralysies obstétricales des nouveau-nés.** In-8 de 60 pages. . . . . 1 fr. 50

NAUDIER. **De l'obstruction des voies lacrymales.** In-8 de 91 p 2 fr.

NIEPCE. **Quelques considérations sur le crétinisme.** In-8. 1 fr. 75

NIEDERKORN. **Contributions à l'étude de quelques-uns des phénomènes de la rigidité cadavérique chez l'homme.** 91 pages et 33 tableaux. 1872.. . . . . 2 fr. 50

NONAT, ancien médecin de la Charité, agrégé libre de la Faculté de Paris. **Traité pratique des maladies de l'utérus, de ses annexes et des organes génitaux externes**, 2e édition revue et augmentée avec la collaboration du docteur Linas. 1 fort vol. in-8, avec figures dans le texte. 1874. Prix. . . . . 17 fr.

NYSTROM. **Du pied et de la forme hygiénique des chaussures**, avec une préface du professeur Santesson, traduction de la 2e édition suédoise. In-8 de 46 pages, avec figures dans le texte. . . . . . . 1 fr. 50

OFF. **Des altérations de l'œil dans l'albuminurie et le diabète**. In-8 de 180 pages, avec 2 planches en chromolithographie. . . . . 4 fr. 50

OLLIER DE MARICHARD et PRUNER-BEY. **Les Carthaginois en France, la colonie libo-phénicienne du Liby**. Gr. in-8 de 50 pages, avec 2 tableaux et 6 planches. . . . . 5 fr.

OLLIER DE MARICHARD. **Recherches sur l'ancienneté de l'homme dans les grottes et monuments mégalithiques du Vivarais**. 1 vol. in-8 avec 13 planches en partie coloriées. . . . . 7 fr.

PANAS et LOREY. **Leçons sur le strabisme, les paralysies oculaires, le nystagmus, etc.** 1 vol. in-8, avec figures. 1873. . . . . 5 fr.

PÉAN et MALASSEZ. **Étude clinique sur les ulcérations anales.** 1 vol. in-8 avec figures et 4 pl. coloriées. 1872. . . . . 6 fr.

PÉAN et URDY. **Hystérotomie.** De l'ablation de l'utérus par la gastrotomie. 1 vol. in-8, avec figures et planches. 1873 . . . . 6 fr. »

PELTIER. **L'ambulance n° 5.** In-8 de 109 pages. . . . . . 1 fr. 50

PELTIER. **Pathologie de la rate**. In-8 de 110 pages. . . . 2 fr. 50

PELTIER. **Étude sur les épanchements traumatiques primitifs de sérosité**. In-8. 1871. . . . . 1 fr. 50

PELVET. **Des anévrysmes du cœur**. In-8 de 172 pages, avec 2 planches. 1867. . . . . 3 fr. 50

PÉNIÈRES. **Des résections du genou**. In-8 de 120 pages. . . 3 fr. »

PERIER. **Le château de Bourbon-l'Archambault**. Notice historique. In-8 avec 9 planches. . . . . 1 fr. 25

PÉRONNE (Charles). **De l'alcoolisme dans ses rapports avec le traumatisme**. In-8 de 155 pages. 1870. . . . . 3 fr. 50

PÉTRASU. **De la tuberculose péritonéale étudiée principalement chez l'adulte** (anatomie pathologique et forme clinique). In-8 de 72 pages. 1872. Prix. . . . . 2 fr.

PÉTRINI. **Des injections hypodermiques de chlorhydrate de narcéine**. In-8, avec tracés sphygmographiques. 1872. . . . . . 2 fr.

PHÉLIPPEAUX. **Étude pratique sur les frictions et le massage**, ou Guide du médecin masseur. In-8 de 187 pages. 1870. . . . . 3 fr.

PICOT. **Du rhumatisme aigu et de ses diverses manifestations chez les enfants.** 1 vol. in-8. 1873. . . . . 3 fr. 50

PIORRY, professeur de clinique médicale à la Faculté de Paris, membre de l'Académie, etc. **La médecine du bon sens.** De l'emploi des petits moyens en médecine et en thérapeutique. 2e édition. 1 vol. in-12. Paris 1867.. . . . . 5 fr.

PIORRY. **Clinique médico-chirurgicale de la ville**, résumé et exposition de la doctrine et de la nomenclature organo-pathologique; observations et réflexions cliniques. 1 vol. in-8. . 1869. . . . . . . 6 fr.

PIORRY. **Traité de plessimétrisme et d'organographisme**, anatomie des organes sains et malades, établie pendant la vie au moyen de la percussion médiate et du dessin à l'effet d'éclairer le diagnostic. 1866. 1 fort vol. in-8 avec 91 figures intercalées dans le texte.. . . . 15 fr. »

PITON. **Étude sur le rhumatisme.** In-8 de 220 pages. 1868. 3 fr. 50

PLANCHE. **Apprécier l'influence des travaux modernes sur la connaissance de la fièvre, exposer les applications thérapeutiques résultant de cette étude.** In-8 de 68 pages. . . . . 2 fr.

PLANCHON. **Faits cliniques de laryngotomie.** In-8 de 116 pages avec 2 planches. 1869. . . . . 3 fr.

POINSOT. **De la conservation dans le traitement des fractures compliquées.** 1 vol. in-8 de 434 pages, 1873. . . . . 6 fr.

POLACZEC. **De l'opportunité des grandes opérations.** In-8 de 67 pages. 1871.. . . . . 2 fr.

POULIOT. **De la cystite du col**, de ses divers modes de traitement, et en particulier des instillations au nitrate d'argent. In-8 de 128 pages. 1872. Prix.. . . . . 2 fr. 50

POUZOL. **Essai sur l'ictère.** In-8 de 107 pages. 1872. . . . 2 fr. 50

PRAT. **Du panaris.** In-8 de 104 pages. 1870. . . . . 2 fr. »

PUTÉGNAT. **Quelques faits d'obstétricie.** 1 vol. in-8. . . . 7 fr. »

QUINQUAUD. **Essai sur le puerpérisme infectieux chez la femme et chez le nouveau-né.** 1 vol. in-8 de 276 pages et 17 figures intercalées dans le texte. . 1872. . . . . 3 fr. 50

RATHERY. **Essai sur le diagnostic des tumeurs intra-abdominales chez les enfants.** In-8 de 136 pages. . . . . 2 fr. 50

RAYMOND (TH.). **Opérations préliminaires à l'extirpation des tumeurs** (écrasement linéaire, — galvanocaustie). De leur combinaison. In-8 de 100 pages. . . . . 2 fr.

REBATEL. **Recherches sur la circulation dans les artères coronaires.** In-8 de 32 pages avec 8 tracés sphygmographiques dans le texte. 1 fr. 50

REGNAULT (Paul). **De l'hygroma du genou.** Traitement par la ponction suivie d'injection iodée. In-8 de 58 pages. . . . . 1 fr. 50

RELIQUET. **Traité des opérations des voies urinaires.** 1 vol. in-8 de 820 pages, avec figures dans le texte. 1870. Le vol. cart. en toile. 11 fr.
Ouvrage couronné par l'Académie de médecine.

REVILLIOD. **Étude sur la variole.** In-8 de 38 pages et 1 tableau. 1 fr. 50

RIANT (A.), professeur d'hygiène, médecin à l'École normale du département de la Seine, etc. **Leçons d'hygiène,** contenant les matières du programme officiel adopté par le ministre de l'instruction publique pour les lycées et les écoles normales. 1 beau vol. in-12. 1873. . . . 6 fr.

RIGAUD (Émile). **Examen clinique de 396 cas de rétrécissement du bassin observés à la Maternité de Paris de 1860 à 1870.** In-8 de 143 pages. . . . . 3 fr.

RICORD, chirurgien de l'hôpital du Midi, membre de l'Académie de médecine, etc. **Leçons sur le chancre,** professées à l'hôpital du Midi, recueillies et publiées par le docteur A. Fournier, suivies de notes et pièces justificatives et d'un formulaire spécial. 2e édition, revue et augme[...] Paris, 1860. 1 vol. in-8 de 549 pages. . . . . 7 fr.

RIZZOLI. **Clinique chirurgicale.** Mémoire de chirurgie et d'obstétrique. Ouvrage traduit par le docteur Andreini. 1 vol. in-8 avec 103 figures intercalées dans le texte. 1872. . . . . 12 fr.

ROBIN. **Travaux de réforme dans les sciences naturelles et médicales, etc.** 1 vol. 1869-74. . . . . 7 fr. 50

ROGER et DAMASCHINO. **Recherches anatomo-pathologiques sur la paralysie spinale de l'enfance** (paralysie infantile). In-8 de 51 pages et 4 planches. 3 fr. 50

ROMMELAERE. **De la pathogénie des symptômes urémiques.** Étude de physiologie pathologique. In-8 de 80 pages avec 2 planches. 2 fr. 50

ROALDÈS (De). **Des fractures compliquées de la cuisse par armes à feu** In-8. 1871. . . . . 2 fr.

ROSENSTEIN, professeur de clinique médicale à Grœningue. **Traité pratique des maladies des reins.** Ouvrage traduit par les docteurs Bottentuit et Labadie-Lagrave. 1 vol. in-8 de 650 pages. 1874. . . 10 fr.
Cartonné. . . . . 11 fr.

ROUBAUD (Félix). **Les eaux minérales dans le traitement des affections utérines.** In-12 de 190 pages. 1870. . . . . 2 fr. 50

ROUDANOWSKY. **Études photographiques sur le système nerveux de l'homme et de quelques animaux supérieurs, d'après les coupes de tissu nerveux congelés.** In-8 de 64 pages, avec atlas in-folio de XVI planches contenant 165 photographies. *Deuxième édition*, revue et corrigée.. 1870. . . . . 170 fr.

Le texte se vend séparément. . . . . 5 fr.

Demi-reliure maroquin de l'atlas in-folio, monté sur onglets. 10 fr.

ROUGE, chirurgien de l'hôpital cantonal de Lausanne. **L'uranoplastie et les divisions congénitales du palais.** In-8, avec figures intercalées dans le texte. 1870.. . . . . 3 fr.

ROUVILLE (Paul de). **Session de la Société géologique de France à Montpellier** (octobre 1868). Compte rendu. In-8 de 154 pages, avec 21 planches. . . . . 7 fr.

ROUYER. **Études médicales sur l'ancienne Rome.** Les bains publics de Rome, les magiciennes, les philtres, etc,; l'avortement, les eunuques, l'infibulation, la cosmétique, les parfums, etc. Paris, 1859. 1 volume in-8.. . . . . 3 fr. 50

SAINT-VEL, ancien médecin civil à la Martinique. **Traité des maladies intertropicales.** 1 vol. in-8 de 524 pages. Paris, 1868. . . . 7 fr.

SAINT-VEL. **Hygiène des Européens dans les climats tropicaux, des créoles et des races colorées dans les pays tempérés.** 1 vol. in-12. 1872. Prix. . . . . 3 fr.

SAISON. **Diagnostic des manifestations secondaires de la syphilis sur la langue.** In-8.. . . . . 1 fr. 50

SAPPEY, professeur d'anatomie à la Faculté de médecine de Paris, etc. **Traité d'anatomie descriptive**, avec figures intercalées dans le texte. *Deuxième édition*, entièrement refondue. Tome Ier : Ostéologie et Arthrologie. 1 vol. in-8 avec 226 figures. — Tome II : Myologie et Angiologie. 1 vol. avec 204 figures noires et coloriées. — Tome III : Névrologie et Organes des sens. 1 vol. in-8, avec 304 figures.

Prix des tomes I, II et III. . . . . 36 fr.

Tome IV. **Splanchnologie**, avec 176 figures. . . . . . . 12 fr.

SCAGLIA. **Des différentes formes de l'ovarite aiguë.** In-8 de 116 pages. 1870. Prix. . . . . 2 fr.

SENTEX. **Étude statistique et clinique sur les positions occipito-postérieures.** In-8 de 150 pages. 1872. . . . . 3 fr. »

SERRE. **Classification clinique des tumeurs.** In-8 de 130 pages. 3 fr. »

SERVAJAN. **De l'aquapuncture.** In-8 de 56 pages. . . . . 1 fr. 50

SILHOL. **Pièces et documents sur la dernière peste languedocienne de 1721-22, suite de celle de Marseille.** In-8. . . . . . . 2 fr. 50

SOLARI. **Traité pratique des maladies vénériennes.** 2e édition. 1 vol. in-12 avec planches coloriées. 1868. . . . . 6 fr.

SOYRE (De), chef de clinique, à l'hôpital de la Clinique d'accouchements. **Etude historique et critique sur le mécanisme de l'accouchement spontané.** In-8 de 210 pages. 1869. . . . . 3 fr.

STANESCO. **Recherches cliniques sur les rétrécissements du bassin** basées sur 414 cas observés à la clinique d'accouchements de Paris pendant seize ans. In-8 de 120 pages et 16 tableaux. 1869. . . . 4 fr.

STAUB. **Traitement de la syphilis par les injections hypodermique de sublimé à l'état de solution chloro-albumineuse.** In-8 de 100 pages. 1872. Prix. . . . . 2 fr.

SUCHARD. **De l'expression utérine appliquée au fœtus.** In-8 de 85 pages. 1872. 2 fr.

SUCQUET. **De l'embaumement chez les anciens et chez les modernes. et des conservations pour l'étude de l'anatomie.** 1 vol. in-8. 5 fr.

TACHARD. **De l'électricité appliquée à l'art des accouchements.** In-8. . . . . 1 fr. 50

TAMIN-DESPALLES. **Alimentation du cerveau et des nerfs.** 1 vol. in-18 avec 3 planches. 1872. . . . . 7 fr.

Cartonné. . . . . 8 fr.

TARDIEU. **Huitième ambulance de campagne de la Société de secours aux blessés (campagnes de Sedan et Paris. 1870-71).** Rapport historique médical et administratif. In-8 de 107 pages. . . . . . 2 fr.

TARNOWSKY. **Aphasie syphilitique.** In-8 de 131 pages. . . . 3 fr.

TASSET. **Nouvelles considérations pratiques sur le typhus, la fièvre jaune, les fièvres intermittentes pernicieuses paludéennes et la verrue péruvienne.** In-8 de 64 pages. . . . . 2 fr.

THOMPSON. **Traité des maladies chroniques**, traduit de l'anglais. In-12 de 72 pages. . . . . 1 fr.

TOUTAIN. **Nouvelle méthode d'application de l'électricité pour la guérison des maladies.** 1 vol. in-12 de 352 pages. 1870. . . . 5 fr.

TOYNBÉE (J.). **Maladies de l'oreille**, nature, diagnostic et traitement, avec un supplément par James Hinton, traduit et annoté par le docteur G. Darin. 1 vol. in-8 de 470 pages et 99 figures intercalées dans le texte. 1874. . . . . 8 fr. 50

Cartonné. . . . . 9 fr. 50

TROELTSCH (De). **Traité pratique des maladies de l'oreille**, traduit de l'allemand sur la 4e édition (1868), par les docteurs A. Kuhn et D. M. Levi. 1 vol. in-8 de 560 pages, avec figures dans le texte. 1870. Le volume cartonné en toile. . . . . 8 fr. 50

TROUSSEAU, professeur de la Faculté de médecine de Paris, etc. **Conférences sur l'empirisme**. Paris, 1862. In-8 de 58 pages. 1 fr. 50

VALCOURT (De). **Les institutions médicales aux États-Unis de l'Amérique du Nord**. Rapport présenté à Son Exc. le ministre de l'instruction publique le 2 novembre 1868. 1 vol. in-8. Paris, 1869. . . . 3 fr.

VELPEAU, clinique chirurgicale de la Charité. **Leçons sur le diagnostic et le traitement des maladies chirurgicales**, recueillies et rédigées par A. Regnard, interne des hôpitaux, revues par le professeur. In-8 de 60 pages. Paris, 1866. . . . . 1 fr. 50

VERDUN. **Essai sur la diurèse et les diurétiques**. In-8 de 67 pages et 1 planche. 1871. 1 fr. 75

VERWAEST. **Étude générale et comparative des pharmacopées d'Europe et d'Amérique**. In-8 de 90 pages et 1 tableau. . . . 2 fr. 50

VÉTAULT. **Considérations étiologiques sur l'hydrocèle des adultes**. In-8 de 62 pages. 1872. . . . . 1 fr. 50

VILLARD. **Du hachisch**. Étude clinique, physiologique et thérapeutique. 1872. . . . . 2 fr.

VISCA. **Du vaginisme**. In-8 de 148 pages. . . . . 2 fr. 50

VOYET. **De quelques observations de thoracentèse chez les enfants**. In-8 de 100 pages 1870. . . . . 2 fr.

WATELET. **De la ponction de la vessie à l'aide du trocart capillaire et de l'aspiration pneumatique**. In-8 de 46 pages et 2 planches. 1 fr. 50

WEBER. **Des conditions de l'élévation de la température dans la fièvre**. In-8 de 80 pages. 1872. . . . . 2 fr.

WECKER et JÆGER. **Traité des maladies du fond de l'œil**. 1 vol. in-8, accompagné d'un atlas de 29 planches en chromolith. 1870. . 35 fr.

WECKER, professeur de clinique ophthalmologique, etc. **Traité théorique et pratique des maladies des yeux**. 2e édition revue et augmentée, accompagnée d'un grand nombre de figures dans le texte et planches lithographiées. 2 forts volumes in-8 avec un joli cartonnage en toile. 1868-69. Prix. . . . . 26 fr.

WELLS (S.). **Des vues longues, courtes et faibles**, et de leur traitement par l'emploi scientifique des lunettes. Ouvrage traduit de l'anglais par le docteur G. Darin. 1 vol. in-8 de 224 pages et 29 figures. 1874. 4 fr.

WILLIÈME. **Des dyspepsies dites essentielles**. Leur nature et leurs transformations, théorie et pratique. 1 v. in-8 de 620 pag. 1868. 8 fr.

WOILLEZ. **Traité clinique des maladies aiguës des organes respiratoires**. 1 vol. in-8 de 700 pages, avec 93 figures intercalées dane le texte et 8 planches en chromolithographie. 1871. Broché. . . . . 13 fr.
Cartonné. . . . . 14 fr.

ENVOI FRANCO PAR LA POSTE, CONTRE UN MANDAT.

Archives de tocologie, maladies des femmes et des enfants nouveau-nés. Recueil mensuel publié sous la direction du docteur J.-A.-H. Depaul, professeur de clinique d'accouchements à la Faculté de médecine de Paris, et avec la collaboration de MM. Stoltz, Bouchacourt, Bailly, Bernutz, Blot, Chantreuil, Charpentier, Guéniot, Hervieux, Parrot et De Soyre.

Prix de l'abonnement pour Paris. . . . . . 18 fr.
— pour les départements. 20 fr.
— pour l'étranger. . . . le port en sus.

Bulletins de la Société anatomique de Paris. Anatomie normale, anatomie pathologique, clinique. Les Bulletins sont publiés par cahiers bi-mensuels, et forment chaque année 1 volume in-8 d'environ 600 pages. Abonnement à l'année courante. . . . . 9 fr.
Collection complète, 1826 à 1873, 48 vol. et tables. . . . 300 fr.

Comptes rendus des séances et Mémoires de la Société de biologie. Abonnement à l'année courante. 1 vol. in-8 avec figures coloriées. 7 fr.

Journal d'oculistique et de chirurgie, recueil mensuel, publié sous la direction du docteur Fano, professeur agrégé à la Faculté de médecine de Paris. Prix de l'abonnement pour Paris et les départements, 5 fr.; pour l'étranger, le port en sus.

La France médicale, paraissant le mercredi et le samedi. Rédacteur en chef : le docteur E. Bottentuit.

Abonnements pour la France : Un an. . . . 12 fr.
— pour l'étranger. . . . . 20 fr.

Revue médico-photographique des hôpitaux de Paris, fondée et publiée sous le patronage de l'administration de l'Assistance publique, par le docteur de Montmeja. Revue mensuelle. Abonnement à l'année courante, avec 36 photographies. Par an. . . . . 20 fr.

— Année 1869. Grand in-8 de 192 pages avec 36 photographies et figures dans le texte. Relié en 1 vol. demi-chagrin non rogné et doré en tête. . . . . 25 fr.

— Année 1870. Grand in-8 de 256 pages avec 32 photographies et figures intercalées dans le texte. Relié. . . . . 25 fr.

— Année 1871. Grand in-8 de 320 pages et 36 photographies. Relié Prix. . . . . 25 fr.

— Année 1872. Grand in-8 de 420 pages et 36 photographies. Relié. Prix. . . . . 25 fr.

— Année 1873. Grand in-8 de 400 pages et 36 photographies. Relié. Prix . . . . 25 fr.

— Année 1874. Grand in-8. . . . . 25 fr.

PARIS. — IMP. SIMON RAÇON ET COMP., RUE D'ERFURTH, 1.

NOUVELLES PUBLICATIONS DE LA LIBRAIRIE V. ADRIEN DELAHAYE & Cie

Leçons sur les maladies du système nerveux, faites à la Salpêtrière par le professeur Charcot, recueillies et publiées par le docteur BOURNEVILLE, 2e édition, revue et augmentée. Tome Ier, 1 vol. in-8, avec 9 planches en chromo-lithographie, une eau-forte et 27 figures intercalées dans le texte.................... 12 fr. »
Cartonné.. 13 fr. »
Tome 2e, 1er fascicule : ANOMALIE DE L'ATAXIE LOCOMOTRICE ; 2e fascicule : DE LA COMPRESSION LENTE DE LA MOELLE ÉPINIÈRE, 1 vol. in-8 avec 2 planches. Prix de chaque fascicule....... 2 fr. »
3e fascicule : DES AMYOTROPHIES, in-8 avec fig. et pl... 4 fr. »

Leçons de clinique obstétricale, professées à l'hôpital des Cliniques, par le docteur DEPAUL, professeur de clinique d'accouchements à la Faculté de médecine de Paris, membre de l'Académie de médecine, rédigées par M. le docteur DE SOYRE, chef de clinique, revues par le professeur. 1 v. in-8, avec fig. int. dans le texte. 16 fr. »

Clinique médicale, par le docteur GUÉNEAU DE MUSSY, médecin de l'Hôtel-Dieu, membre de l'Académie de médecine, etc. 2 vol. 24 fr. »

De l'urine et de ses altérations physiologiques, étudiées au point de vue de la chimie physiologique et de ses applications au diagnostic et au traitement des maladies générales et locales, leçons professées à University college de Londres, par le Dr G. HARLEY. Trad. de l'anglais par le Dr HAHN. 1 vol. in-12, avec 35 fig. intercalées dans le texte.................................... 6 fr. »

Traité pratique des maladies du larynx, précédé d'un Traité complet de laryngoscopie, par le docteur CH. FAUVEL, ancien interne des hôpitaux de Paris. 1 vol. in-8, avec 144 fig. dans le texte et 20 pl. dont 7 en chromo-lithographie, br...... 20 fr. »
Cartonné.. 21 fr. »

De la structure des racines des nerfs spinaux et du tissu nerveux dans les organes centraux de l'homme et de quelques animaux supérieurs, par le dr ROUDANOWSKI. 1 vol. in-8, avec atlas in-4o de 8 pl. contenant 72 photog.. 30 fr. »

Leçons de clinique chirurgicale, professées à l'hôpital des Cliniques, par LÉON LABBÉ, chirurgien de l'hôpital de la Pitié, professeur agrégé à la Faculté de médecine de Paris, etc., recueillies, rédigées et publiées par EMMANUEL BOURDON, interne des hôpitaux, revues par le professeur. 1 vol. in-8, avec 1 planche. Broché. 12 fr. »
Cartonné.. 13 fr. »

Recherches cliniques et thérapeutiques sur l'épilepsie et l'hystérie, compte rendu des observations recueillies à la Salpêtrière, de 1872 à 1876, par le docteur BOURNEVILLE, ancien interne des hôpitaux de Paris. 1 vol. in-8, avec 3 planches........ 4 fr. »

Le diabète sucré et son traitement diabétique, par A. CANTANI, professeur et directeur de clinique médicale à l'Université royale de Naples. Ouvrage traduit et annoté par le docteur H. CHARVET. 1 vol. in-8, avec 3 planches, broché.............. 8 fr. »
Cartonné.. 9 fr. »

Traité clinique des maladies de l'utérus, par les docteurs DEMARQUAY et SAINT-VEL. 1 vol. in-8, avec fig. dans le texte, br. 10 fr. »
Cartonné.. 11 fr. »

PARIS. — IMPRIMERIE DE E. MARTINET, RUE MIGNON, 2